*Ser Maria é
Romper a Redoma*

MARIA FÁTIMA DE LIMA

Ser Maria é Romper a Redoma

Um novo olhar para a
pessoa com deficiência

EDITORA
Labrador

Copyright © 2023 de Maria Fátima de Lima
Todos os direitos desta edição reservados à Editora Labrador.

Coordenação editorial
Pamela Oliveira

Assistência editorial
Leticia Oliveira
Jaqueline Corrêa

**Consultoria de Escrita
Central de Escritores**
Rose Lira, Iago Fechine,
Pedro Castellani,
Gabriella Maciel Ferreira
e Márcio Moreira

*Projeto gráfico,
diagramação e capa*
Amanda Chagas

Preparação de texto
Andresa Vidal

Revisão
Lívia Lisbôa

Imagens da capa
Amanda Chagas via
prompt Midjouney

Dados Internacionais de Catalogação na Publicação (CIP)
Jéssica de Oliveira Molinari - CRB-8/9852

Lima, Maria Fatima de
  Ser Maria é romper a redoma / Maria Fatima de Lima. — São Paulo : Labrador, 2023.
  176 p.

ISBN 978-65-5625-374-9

1. Lima, Maria de Fatima de – Biografia I. Título

23-3913   CDD 920.72

Índice para catálogo sistemático:
1. Lima, Maria Fatima de – Biografia

EDITORA Labrador

Editora Labrador
Diretor editorial: Daniel Pinsky
Rua Dr. José Elias, 520
Alto da Lapa — 05083-030
São Paulo — SP
+55 (11) 3641-7286
contato@editoralabrador.com.br
www.editoralabrador.com.br

A reprodução de qualquer parte desta obra é ilegal e configura uma apropriação indevida dos direitos intelectuais e patrimoniais da autora. A editora não é responsável pelo conteúdo deste livro. A autora conhece os fatos narrados, pelos quais é responsável, assim como se responsabiliza pelos juízos emitidos.

Dedico este livro a todas as pessoas com deficiência ou com mobilidade reduzida.

Dedico à minha família e aos meus amigos que se tornaram família nos momentos difíceis.

AGRADECIMENTOS

Agradeço a minha família, que foi meu suporte nos momentos difíceis. Em especial minha irmã Ana, que nunca disse "não" e sempre me deu apoio, e a minha irmã Rosa, que me amparou nos primeiros dias após meu acidente.

Agradeço a meus sobrinhos, em especial Nilson, que me deu a oportunidade de amá-lo como sua mãe.

Agradeço ao meu marido, que é meu porto seguro.

Agradeço aos meus amigos-irmãos Josias e Lucineia, que me fizeram sentir parte da família e me mostraram a luz no fim do túnel.

Agradeço a todos os cuidadores, até mesmo aos que deixaram a desejar, aos preconceituosos, porque com eles eu descobri que merecia ser tratada com respeito e ter liberdade das opressões e dos maus-tratos, encontrando, então, aqueles que foram especiais e tornaram minha trajetória mais acolhedora.

Agradeço a mim mesma por não ter desistido diante das frustrações e obstáculos.

SUMÁRIO

PREFÁCIO — 11
QUEM NUNCA FOI OU CONHECEU UMA MARIA? — 15

Capítulo 1
DIZEM QUE... PROBLEMA NUNCA VEM SOZINHO — 27

O acidente e o incidente, tudo junto e embolado — 28

   Se eu consegui... — 43
   A gente não pode parar... de estudar! — 44
   Ninguém se levanta só! — 45

Capítulo 2
DIZEM QUE... DEUS ESCREVE CERTO POR LINHAS TORTAS — 49

A tentativa de ler e compreender uma nova história — 50

   Se eu consegui... — 66
   A gente não pode parar... de se adaptar! — 67
   Ninguém se levanta só! — 68

Capítulo 3
DIGO EU... LIBERDADE NUNCA VEM SOZINHA, VEM COM AUTONOMIA — 71

Aprender autonomia é coisa de todo dia — 72

   Se eu consegui... — 89
   A gente não pode parar... de conquistar! — 92
   Ninguém se levanta só! — 93

Capítulo 4
**DIGO EU... DEUS ESCREVE CERTO
E AS LINHAS EU APRUMO** —— 95

Tomar decisões diante das oportunidades
é um direito —— 96

- Se eu consegui... —— 114
- A gente não pode parar... de ultrapassar os limites! —— 117
- Ninguém se levanta só! —— 117

Capítulo 5
FAÇO EU... O MEU APRENDER NÃO ACABA NUNCA —— 121

Estudar é quebrar as redomas que nos impedem
de prosseguir —— 122

- Se eu consegui... —— 142
- A gente não pode parar... de viver o hoje
com os olhos no amanhã! —— 144
- Ninguém se levanta só! —— 145

Capítulo 6
**FAÇO EU... O QUE DEUS ESCREVE,
EU NÃO APAGO** —— 147

Sonhei ontem, realizo hoje e acredito no amanhã —— 148

- Se eu consegui... —— 164
- A gente não pode parar... de estudar! —— 166
- Ninguém se levanta só! —— 167

Quem nunca precisou romper uma redoma? —— 169

PREFÁCIO

Você conhece uma Maria ou é uma Maria? Neste livro autobiográfico, a Dra. Maria Fátima de Lima conta, de forma simples e cativante, como foi sua jornada de crescimento e superação ao longo de sua vida.

Ser Maria é romper a redoma é uma obra que nos proporciona aprender sobre a beleza de viver, afinal, quem nunca esteve em um poço tão profundo do qual acreditava que nunca mais sairia?

Esta é uma história verdadeira e intensa sobre sonhos e superação!

As nossas limitações se tornam muito maiores quando não buscamos soluções e focamos apenas nas dificuldades. Tudo na vida tem um lado positivo e um lado negativo.

Gabrieli Cristina da Silva

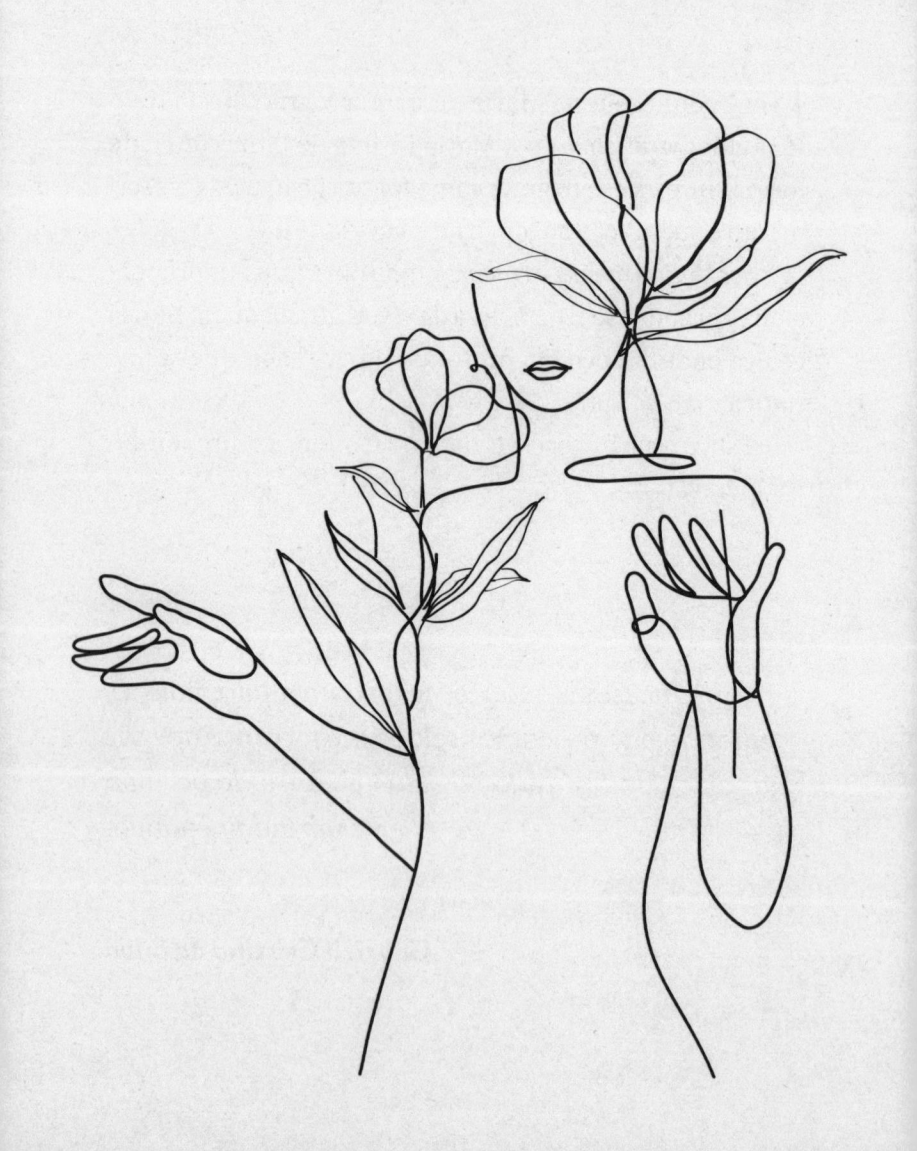

"É que tem mais chão nos meus olhos do que cansaço nas minhas pernas, mais esperança nos meus passos do que tristeza nos meus ombros, mais estrada no meu coração do que medo na minha cabeça."

Cora Coralina

QUEM NUNCA FOI OU CONHECEU UMA MARIA?

*N*asci em Toledo, no Paraná, mas posso dizer que minha história começa de fato quando meu pai migrou para Rondônia. Nessa época, eu era ainda muito novinha, por volta de 6 ou 7 anos, e lembro apenas vagamente dessa viagem.

Porém, há alguns detalhes que marcaram a minha memória de forma mais sensitiva: o ônibus não tinha ar-condicionado, então lembro da janela aberta e da sensação do vento no meu rosto...

Quando chegamos em Ji-Paraná — embora na época ainda se chamasse Vila de Rondônia —, a cidade era uma região bem pequenininha e meu pai tinha comprado um sítio no interior. Na verdade, já morávamos no interior, mas o sítio era ainda mais afastado e, para chegar lá, tivemos que ir em um caminhão popularmente conhecido como "pau de arara".

Eu tinha seis irmãos, cinco meninas e um menino. Ao todo éramos sete filhos, todos um atrás do outro. Éramos aquele "monte de menino", e partimos para esse interior de estrada de chão, muito barro. Fomos até o sítio a pé — ou "na canela", como as pessoas costumam dizer — uma distância entre 15 km e 20 km de estrada. Quando chegamos ao sítio, não havia casa nem nada, apenas o terreno. Era literalmente só mato!

O meu pai arrumou um barraco pequenininho, que mais parecia um quarto. Era uma casinha de pau a pique. Nessa época, não tínhamos dinheiro. Durante mais de um ano, comemos arroz e mamão verde com sal. Quando os vizinhos tinham algo a mais, compartilhavam conosco. Naquele tempo, a caça era comum, mas meu pai não tinha nem espingarda, então eram os vizinhos que também partilhavam a carne durante todo o ano.

Apesar das dificuldades, meu pai fez a derrubada da terra e construiu uma casa para nossa família. Até hoje tenho saudade daquela casa. Ela era de barro e foi a primeira casa onde moramos no Estado de Rondônia, onde eu era feliz sem me dar conta.

Lá era um sítio muito gostoso. Meu pai construiu o nosso recanto, plantou lavoura de café, banana, fez uma fonte de água natural, uma represa... Era um lugar encantado para morar. Nesse ambiente, eu, a que se chama Maria, cresceu!

Ficamos ali cerca de dez anos.

Depois de um tempo, meu pai decidiu vender o sítio, mas ao invés de progredir na vida, ele acabou regredindo. Meu pai era péssimo em fazer negócios. Vendeu tudo por causa da pressão de um comprador. Esse comprador gostou muito do sítio e fez várias ofertas, meu pai caiu na tentação e nunca mais conseguiu comprar uma terra como aquela.

Além disso, meu pai não permitia que nenhum dos filhos mais velhos estudasse. Quando completávamos 10 anos, ele nos tirava da escola, pois eram muitos filhos e ele precisava de ajuda. Meu pai falava: "Não precisa estudar, não! Vem aprender a trabalhar! Tem que aprender a cuidar de casa, cozinhar, lavar roupa...". Assim, logo aprendi a trabalhar na roça. Lembro de momentos em que não aguentava mais trabalhar e me deitava na sombra do pé de café, bem escondida, para descansar um pouquinho.

Quando fiz 11 anos, fomos embora para a cidade. Eu tinha muita vontade de estudar, mas meu pai não deixava de jeito nenhum. Mesmo assim, eu insistia: "Pai, deixa eu estudar?". E ele respondia: "Não! Pra quê? Você vai trabalhar!". Então ele conseguiu um serviço como zeladora, para mim, e fui trabalhar na casa de uma senhora.

Mas eu não sabia fazer nada! Ela me contratou e pagava meio salário mínimo. Eu trabalhava de segunda a sábado, e foi essa mulher quem me ensinou a cuidar de uma casa. Ela foi uma pessoa crucial para mim. Trabalhei para ela durante três anos.

Nesse tempo, convenci meu pai a me deixar estudar no turno da noite, porque assim não atrapalhava meu trabalho do dia. Mas a escola era muito longe. Lembro-me que na primeira vez que voltei para casa sozinha, eu senti muito medo. Não à toa: na época das chuvas, meus pais reuniam todas as crianças em casa e meu pai contava histórias de lobisomem. Ele fazia pipoca com açúcar e a gente comia enquanto ouvia os causos de terror. Eu era muito medrosa, e ele contava de uma maneira muito real. As histórias me assombraram de tal forma que parei de ir para escola por medo de voltar sozinha e ver um lobisomem atrás de mim.

Um tempo depois, nós nos mudamos para uma chácara que ficava mais perto da escola. Logo pensei: "Agora eu volto a estudar!".

Quando estava com 14 anos, arrumei um namoradinho durante as férias da escola. As minhas irmãs se casaram bem novas, antes dos 15 anos, só a mais velha se casou com 16. Naquela época, isso era bem comum. Os rapazes chegavam na minha casa e pediam as meninas em namoro. O meu pai deixava, mas era aquele namoro onde o rapaz se sentava na pontinha do banco, a minha irmã na outra pontinha e eu ficava em uma cadeirinha na frente dos dois.

Meu pai não sabia conversar. Quando ia educar os filhos, ele usava métodos antigos e colocava de castigo no cantinho, no monte de milho. Ele falava: "Não está gostando? Vai pra rua! Não aceito filha vagabunda dentro de casa!".

Cresci ouvindo isso das minhas irmãs mais velhas, e um dia falei para a minha mãe:

— Na primeira vez que meu pai me mandar embora, eu vou! Não vou conseguir ficar dentro de casa depois de ter ouvido meu pai me chamar de vagabunda.

Minha mãe respondeu:

— Ai...! Cala essa boca, minha filha, que você não sabe nem do que está falando!

Certo dia, dormi fora de casa. A minha patroa chegou de viagem no sábado à noite e pediu para eu dormir na casa dela para desfazer sua mala e arrumar a bagunça. Ela falou:

— Organiza tudo, dorme aí, e amanhã você vai embora. — Naquela época, não tinha meios fáceis de avisar meus pais. Telefone era coisa de gente rica.

No dia seguinte, ela ainda falou:

— Quer que eu vá com você para falar com seus pais?" Mas respondi:

— Não! Pode deixar, eu me viro com meu pai.

Mas quando cheguei em casa, ele não perguntou onde eu estava ou o que estava fazendo. Já me esperava com o cinto na mão.

Ele me deu um "carão" e falou: "Não aceito filha vagabunda dentro de casa!". Ele achou que eu tinha dormido com meu namorado, mas não, eu estava trabalhando. Ele não me perguntou nada e nem me deixou falar.

Todo meu salário era para comprar comida, e eu colaborava com o mercado do mês. Lembro que meu pai comprava uma lata de leite em pó e dava aquele pouquinho de leite com café apenas para a caçulinha, porque não tinha o suficiente para dividir com os outros filhos. Eu me dedicava muito à minha família e levar aquela surra me revoltou.

Entrei no quarto e comecei a juntar minhas coisas. Enfiei as roupas dentro de uma sacolinha e fui embora. Eu chorava muito quando encontrei meu namorado. Ele falou: "O que você está fazendo uma hora dessa na rua com esse saco de roupa na mão?". Eu contei tudo para ele, que me respondeu: "Se o seu pai achou que você estava comigo, então você vai lá para casa!". Mas ele era um moleque também, tinha uns 17 anos e eu, 14.

Fui morar com meu namorado na casa dos pais dele, e acredito que essa foi a pior escolha que fiz na minha vida. Eu o namorava há apenas um mês e, na verdade, mal o conhecia. Aquela relação acabou se transformando em um casamento, sem projeto e sem futuro. Dentro de pouco tempo, tudo mudou radicalmente.

Ele passou a me dominar e eu obedecia a tudo o que ele dizia. Ele não me deixava mais ver meus pais e nem trabalhar, mas ainda podia estudar, até porque estávamos matriculados na mesma turma à noite. Ele me obrigava a estudar enquanto flertava com outras alunas.

Depois de muitas brigas, ele desistiu da escola e eu continuei estudando, mas, quando chegava em casa à noite, sabia que ele estava na rua vivendo a vida como se fosse solteiro. Foi um casamento muito perturbado.

Ao longo de cinco anos, fui apenas uma vez na casa dos meus pais, que já moravam em outro município. Enquanto estava fora, ele ainda me traiu. Nós nos separamos e voltamos várias vezes e, nesse período de idas e vindas, fiquei grávida. Ele me batia e me deixava trancada dentro de casa, sem comida. Sofri muito com ele, e dali veio um grande aprendizado, além de ter me feito criar garra para viver. Ter sofrido tanto me encheu de forças.

Naquela época, não existia a lei Maria da Penha. Só depois de muito tempo descobri que estava sendo agredida. Quando engravidei, finalmente entendi que aquele não era um casamento saudável.

Ser mãe foi o acontecimento mais esperado e desejado da minha vida. Desde mocinha, queria muito ser mãe, mesmo sem saber o que era sexo, gestação ou parto.

Naquela época, não havia informação acessível como hoje, nem mesmo na escola. Eu sequer sabia o que era ciclo menstrual. Quando menstruei pela primeira vez, entrei em pânico. Minha mãe nunca tinha me explicado! Mesmo assim, sempre que ela me perguntava: "O que você que ser quando crescer?", prontamente eu respondia: "Ser mãe!". Ela já tinha oito filhos nessa época, e eu achava muito bonito, ela era o meu maior orgulho.

> **Quando fiquei grávida, foi um momento maravilhoso que pude vivenciar no meio de tanto sofrimento. Ainda não tinha ideia do tamanho da responsabilidade que viria, mas estava muito feliz.**

Um dia, parei e pensei: "Epa! Vou querer que meu filho nasça em um casamento perturbado como esse? Meu filho vai ver isso? Meu filho vai ser criado em um ambiente de agressão?". Foi quando comecei a pensar como mulher. Já tinha 21 anos.

Durante a minha gravidez, não havia como fazer um acompanhamento de pré-natal no município em que morava. Fiz apenas um primeiro exame e mais nada. Para fazer uma ultrassonografia, teria que ir para outra cidade, a quase 90 km de distância em estrada de terra. Assim, tive apenas uma ou duas consultas durante os meses de gestação.

Quanto à minha alimentação, era péssima. Só comia arroz e feijão de uma cesta básica que recebia do governo, além de algumas verduras que plantava no quintal. Foi uma época muito difícil.

Já tinha sido balconista de loja, padeira, zeladora de supermercado, mas estava desempregada. Tinha sido demitida do último emprego após um dos escândalos do meu marido, que insistia em aparecer, mesmo eu pedindo para que não o fizesse.

O meu filho nasceu prematuro, aos sete meses de idade gestacional e com baixo peso. Todos que iam nos visitar falavam: "Nossa! Seu filho não vai viver. Ele é muito pequenininho!". Durante os primeiros seis meses, fiquei em casa apenas cuidando dele e passei a deixar a casa fechada, abria só as portas dos fundos para não receber mais visitas. Só saía de casa para levá-lo ao hospital. Tudo isso para garantir que ele ganhasse peso.

Quando meu filho estava com um ano e alguns meses, eu voltei a trabalhar. As desavenças com o meu marido recomeçaram e as agressões se tornaram piores do que antes. Foi quando vi que o casamento havia acabado. Criei coragem e larguei meu marido de uma vez por todas.

Como morávamos em uma cidade pequena, às vezes ele me via na rua e já vinha agredindo e ofendendo. O sentimento de posse sobre mim aumentou depois que nos separamos.

Um dia, eu estava indo para casa e ele me viu do campo de futebol. Ele carregava uma chuteira enquanto guiava a bicicleta. Eu havia saído do serviço no supermercado com um colega de trabalho e estávamos andando e conversando. Ao me ver com esse colega, ele nos alcançou, parou a bicicleta e bateu com a chuteira no meu rosto.

As travas de metal da chuteira rasgaram toda a minha boca por dentro e senti muita dor, mas me senti ainda mais humilhada! Essa foi a primeira vez que fui a uma delegacia registrar um boletim de ocorrência contra ele. Cheguei lá com a boca sangrando e contei o que tinha acontecido. Mas os policiais que trabalhavam naquela delegacia eram todos amigos dele do futebol, então apenas olharam para mim, deram risada e me mandaram embora. Aquilo foi um grande absurdo. Eu fiquei revoltada!

Eu queria ir embora daquela cidade. Minha irmã trabalhava em outro município e me indicou para um emprego lá. Fui embora e levei meu filho sem avisar a ele.

Mesmo achando que fiz certo, aquela situação me entristecia, pois não queria afastar o meu filho do pai. Um tempo depois, consegui entrar em contato com ele e lhe disse que poderia passar trinta dias com o menino. Já estávamos a cerca de 300 km de distância e ele teria que assinar um termo de responsabilidade no conselho tutelar, declarando que me devolveria o menino. Ele concordou, veio até nós e assinou as três vias do documento.

Passados os trinta dias, fui buscar o meu filho, mas ele me ameaçou e brigou comigo. Eu morria de medo dele! Fui ao conselho tutelar para buscar apoio, mas fui surpreendida quando ele mandou um fax dizendo que estava com a guarda provisória da criança.

O que tinha acontecido? Ele conseguiu três pessoas para serem testemunhas de que eu tinha abandonado a criança, e deu entrada no pedido da guarda provisória do menino. A conselheira me falou o seguinte: "Agora, você terá que entrar em via judicial com um advogado para mover uma ação de modificação de guarda", e assim fiz. Entrei na justiça, mas alguns dias depois a minha vida mudaria para sempre...

Como você já sabe, meu nome é Maria. Mas, agora, ao escrever este livro, parei para pensar um pouco no que isso significa para mim. No Brasil, há muitas e muitas Marias. Mas quem é Maria?

> **Maria é uma mulher que muito sofreu e lutou, não apenas para sobreviver, mas, acima de tudo, para vencer! É aquele tipo de pessoa que tem uma grande vitória na mão, pois carrega uma lutadora dentro de si incapaz de desistir.**

Para mim, ser Maria significa ter virtude, ter resistência, significa ser mulher em tudo o que a palavra carrega de força. Confesso que, antes, nem gostava desse nome, e preferia ser chamada de Fátima. Mas passei a gostar de Maria quando entendi o poder que esse nome carrega.

Compreendi o empoderamento e a presença que carrega quem se chama Maria.

Minha mãe, a quem eu muito admirava, se chama Maria da Penha, assim como a lei que defende e protege a nós, mulheres, a nós, Marias.

Tenho certeza de que meu papel é representar as tantas mulheres e Marias espalhadas pelo Brasil.

Quem nunca conheceu uma Maria sofredora? Eu mesma, Maria Fátima, tive que sair da redoma, tomar uma atitude e virar o jogo. Não quero olhar para trás e saber que minha história é apenas a de mais uma Maria que se amedrontou e aceitou tudo calada. Eu quero que a minha história seja de uma Maria que sempre foi guerreira, uma mulher de fibra. Aquela que aprende a abrir portas, mesmo que fechadas. Se a porta estiver trancada, que seja... arromba! Maria dá um jeito, abre e segue em frente.

Inspirar as milhares de Marias por aí, pelo mundo, é o que eu mais quero.

Caiu

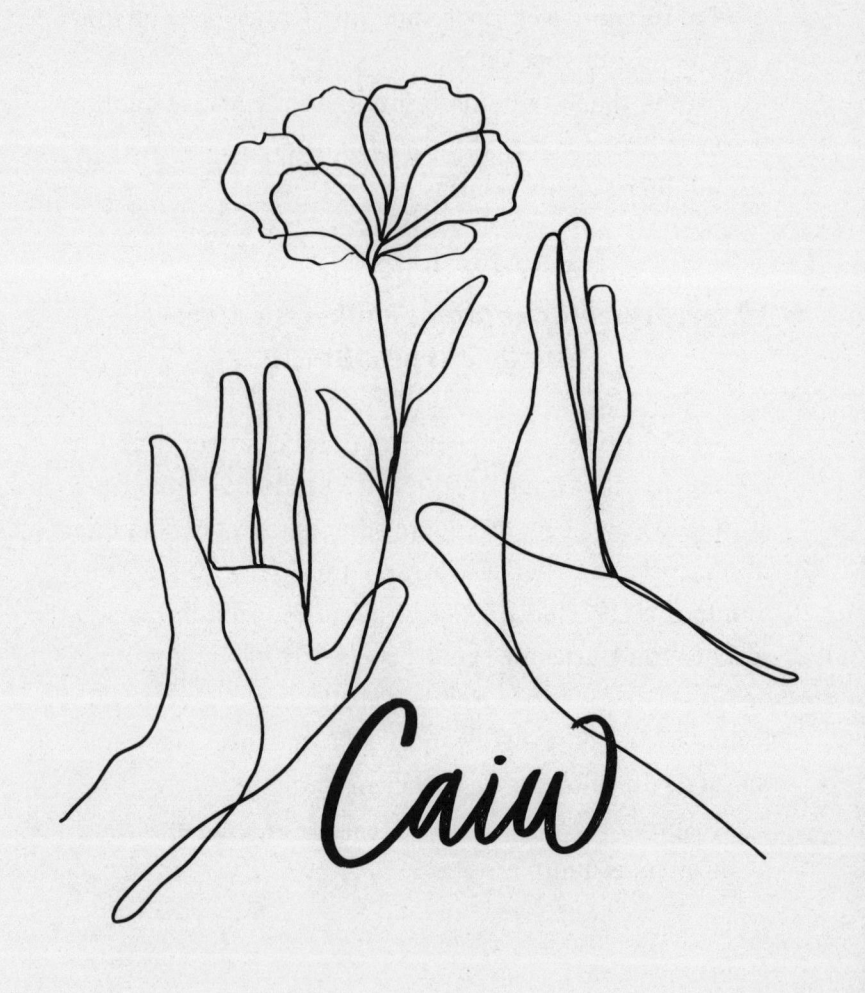

capítulo 1

DIZEM QUE... PROBLEMA NUNCA VEM SOZINHO

O acidente e o incidente, tudo junto e embolado

"Viver é enfrentar um problema atrás do outro. O modo como você o encara é que faz a diferença."
Benjamin Franklin

Trabalhava em um supermercado de domingo a domingo e tinha voltado a estudar em um supletivo. Estava sempre tão cansada que tomava um banho e me deitava na cama para estudar um pouco, mas acabava sempre dormindo entre os livros.

Lembro bem desse dia na minha vida. Tudo aconteceu em um domingo comum, após o expediente. Foi no dia 27 de agosto de 2000, ao final do dia, que aconteceu o inesperado e o imprevisível.

Na manhã daquele domingo, acordei com a sensação estranha de que alguma coisa aconteceria comigo. Nesse período, morava com a minha irmã e meu cunhado, que era gerente do supermercado onde eu trabalhava.

Nós costumávamos trabalhar até às 12h e depois pegávamos as crianças — minha irmã tem três filhos; nessa época, o meu já estava com o pai. Então, arrumávamos a marmita com alguma carne para assar e íamos para um pesque-pague. Essa era a rotina de todos os domingos.

Uma colega do trabalho também estava lá, pois vários funcionários do supermercado resolveram ir conosco nesse dia. Lembro que ela falou para mim: "Fátima, vamos andar de barco? Naquelas canoinhas?". E eu respondi: "Não, eu não sei nadar! É melhor não me aventurar".

Apesar disso, a colega insistiu e concordei em fazer o tal passeio. Além de nós duas, o irmãozinho dela, de 10 anos, também foi. Quando chegamos no meio da represa, minha colega inclinou o corpo e o bote virou. Ela nadou para a margem, mas eu entrei em pânico.

Estava no meio da represa e me afogando. Foi o irmãozinho dela que nadou até mim e falou:

— Fátima, coloca o pé no chão! Aqui dá pé! Coloca o seu pé no chão!

Eu consegui ficar de pé e a água ficava na altura do meu queixo. Saí dali em estado de choque. Se não fosse essa criança, provavelmente eu teria me afogado. Ninguém conseguiria nos ver lá no meio da represa. Finalmente, fomos para casa.

Morávamos nesse apartamento há pouco tempo. O lugar foi cedido pelo nosso patrão, e o supermercado em que eu trabalhava ficava embaixo do apartamento. Eram três andares e, no terceiro piso, ficava a lavanderia.

Ali moravam meu cunhado, o irmão dele e sua esposa e minha irmã, com as três crianças. Eu estava ali de intrusa. Todos nós trabalhávamos juntos no supermercado, mas eu me sentia deslocada no meio de tanta gente que tinha chegado ali primeiro.

O patrão estava reformando o andar de baixo e, por isso, interditou o banheiro social. O único banheiro disponível ficava no quarto da minha irmã e havia muita gente para tomar banho naquele domingo. Todos estavam cansados depois de um dia inteiro de trabalho pela manhã e por causa do passeio até o fim da tarde.

Na fila do banho, fiquei por último. Decidi subir para a lavanderia e dar um tempo por ali. Eu queria ficar um pouco sozinha e lá era um espaço grande e mais reservado. Quando cheguei, percebi que a porta estava aberta para o vento secar as roupas que estavam estendidas ali.

Fiquei muito preocupada, pois tínhamos várias crianças na casa e aquela porta deveria ficar sempre fechada. Ela dava acesso ao terraço, que era apenas uma laje, sem nenhuma proteção, praticamente uma porta para o precipício no terceiro andar!

Depois de um tempo, pensei: "Vou tomar banho aqui no tanque". Deixei o tanque enchendo e fui fechar a porta. Ao chegar lá, ouvi um colega de trabalho conversando com meu cunhado e saí para cumprimentá-lo.

Me aproximei da beirada da laje, olhei para fora e falei: "Ooooi!!!". Naquele exato momento, desmaiei. Tive uma crise de vertigem muito forte e me desconectei do mundo, literalmente. Não vi mais nada, foi um apagão! Nessa hora, caí e meu cunhado e meu colega me viram, caindo e caindo. Isso foi o que eles me contaram, porque não lembro de absolutamente nada.

Hoje, entendo que caí porque tenho muita vertigem de altura, mas não sabia disso naquela época... e descobri da pior maneira possível. Um bom tempo depois do meu acidente, passei por muitas sessões de terapia e um longo tratamento, no qual psiquiatras e psicólogos me ajudaram a compreender exatamente a razão de tudo o que aconteceu. Até hoje, quando subo em um lugar alto que não tem segurança, começo a ter vertigem.

O que sei sobre a queda em si é o que me contaram depois: caí de ponta-cabeça. Antes de chegar ao chão, bati meu ombro em um fio de telefone, e isso fez com que meu corpo virasse.

Como meu patrão estava reformando o supermercado, um caminhão tinha descarregado uma caçamba de terra em cima da calçada no dia anterior. Eu caí com as costas exatamente em cima desse monte de terra. Não senti nada. Nenhum medo, nenhuma dor, nada!

Estava completamente desacordada. Se aquele fio fosse de energia, ou se eu tivesse realmente caído de cabeça, provavelmente teria morrido. Esses foram meus dois primeiros livramentos.

O amigo que me viu cair ainda correu para tentar me segurar. Ele foi muito ágil, até rasgou minha camiseta ao tentar me agarrar, mas não foi o suficiente para me salvar. Eu fui tão rapidamente ao chão! Quiquei igual a uma bola naquele monte de terra. Bati e voltei, de tão forte que foi o impacto.

Anos depois, até precisei romper relações com esse amigo, pois ele simplesmente não aguentava olhar para mim. Ele entrava em desespero e falava que a culpa era dele por não ter conseguido me segurar. Na cabeça dele, se ele tivesse me segurado, eu não teria passado por tanto sofrimento. Claro que hoje eu sei que nada disso é verdade. Era fisicamente impossível me segurar depois daquela queda.

Ali, desmaiada sobre o monte de terra, eu estava entre a vida e a morte.

Logo foram me socorrer, mas inocentemente cometeram um erro gravíssimo, talvez por falta de conhecimento. Naquela ocasião, eu estava com uma fratura torácica e de costela, deveria ter ficado completamente imóvel até receber ajuda médica, mas durante o momento de desespero, eles me pegaram, colocaram dentro do carro e levaram para o hospital mais próximo. Muito aflita, minha irmã foi comigo.

Naquela época, eu tinha apenas 54kg e 1,69m de altura. Era muito magrinha, barriga chapada, na flor da idade... 21 aninhos! Porém, minha irmã viu meu abdome distendido quando chegamos ao hospital.

O médico já tinha me examinado e colocado em observação, pois eu continuava desacordada e precisava fazer alguns exames para ter certeza se havia fraturas. Enquanto isso, minha irmã foi até o médico e o alertou:

— Doutor, minha irmã não está bem! Ela está com o abdome distendido! O que pode estar acontecendo?

O médico analisou a situação e logo respondeu:

— Vocês têm que autorizar para fazermos uma ultrassonografia nela agora, senão ela pode vir a óbito.

Minha irmã falou:

— Claro! Pode fazer!

Enquanto estava sendo levada para fazer o exame no abdome, comecei a descompensar, ter crise de apneia e insuficiência respiratória. Eles observaram meu tórax e a ultrassonografia revelou que eu estava com hemorragia interna. Fui direto para a sala de cirurgia e, lá, colocaram um dreno torácico, mas eu permanecia desacordada.

Quando abri os olhos pela primeira vez, vi o teto do hospital. Aquela imagem me era familiar, pois tinha ficado naquele mesmo hospital para cuidar da minha irmã quando ela deu à luz o meu sobrinho.

Em seguida, senti muita dor! Estava com aquele dreno e vomitava muito, recebia oxigênio, soro e sangue por causa da reposição volêmica[1]. Olhei para tudo aquilo e pensei: "Meu Deus, tenho que trabalhar! Estou atrasada!". Esse foi o primeiro pensamento que tive quando estava despertando. Achava que tinha dormido demais e perdido a hora... Mal sabia a real situação.

Fui despertando aos poucos e senti muita dor na região superior, da pelve para cima, e sentia também todos aqueles drenos. Consigo sentir um deles, o dreno no tórax, até hoje. Quando eu inspirava e expirava, o dreno subia e descia, e parecia que descia rasgando. A vontade que eu tinha era de parar de respirar para interromper um pouco aquela dor incessante.

---

[1] Procedimento médico para conter a hemorragia.

Quando me dei conta da situação, falei:

— Meu Deus, onde eu estou?

— Você está no hospital! Você sofreu um acidente... — minha irmã respondeu, ao meu lado.

— Você está doida? Eu estava em casa! Como assim, sofri um acidente? — retruquei, confusa.

Ela começou a me explicar e perguntei:

— Cadê minhas pernas? Cadê minhas pernas?! Não estou sentindo as minhas pernas! — Entrei em pânico!

— Estão aqui! — ela falou.

— Minhas pernas não estão aqui! — eu respondia assustada e comecei a chorar. Foi muito desesperador! Minha irmã descobriu minhas pernas do lençol e levantou um dos meus pés. Aos prantos, eu questionava:

— Por que eu não estou sentindo?

— Porque você está anestesiada! — ela respondia, tentando me consolar.

Mas não era esse o motivo. Eu tive uma lesão medular, e só soube disso depois. Naquele dia, não sabia de muita coisa, apenas que a situação era grave. Muito grave.

Meus pais vieram do sítio para me visitar com frequência. Certa vez, uma mulher veio com os dois e eu nunca me esqueci dela. Ela não me conhecia, apenas tinha um vínculo com a minha família. Quando chegou, sabia dos detalhes do meu acidente, inclusive que eu não estava sentindo as pernas.

A primeira coisa que fez foi se aproximar e dar um beliscão no meu pé. Ela falou:

— Tá sentindo, Fátima?

— Estou, sim! — menti.

Minha irmã viu a cena e colocou ela para fora do quarto. Esse episódio até hoje me faz pensar em como existem pessoas ruins nessa terra. Eu não sabia o que tinha acontecido com as minhas pernas, não tinha sensibilidade nenhuma. Era como se eu tivesse perdido as pernas, e ela foi lá apenas para nutrir a curiosidade! Fica aí o alerta aos familiares para pensar bem em quem levar para visitar pacientes que estão em um momento de vulnerabilidade.

A essa altura, os médicos já sabiam o que tinha acontecido comigo. Eles já tinham um diagnóstico, mas não me contavam. Fizeram vários exames, mas não sei bem quais. Não tenho essa e outras lembranças porque ficava sedada frequentemente para aliviar a dor intensa que sentia. Quando acordava, ficava muito desesperada por causa da dor e por achar que minhas pernas não estavam ali.

Mesmo sedada, continuava com esse questionamento. Depois, descobri: estava com fratura em três vértebras: T10, T11 e T12. Além disso, também tinha fratura de duas costelas que perfuraram o pulmão, resultando em um hemotórax[2].

Na cidade em que estava, não era possível fazer a cirurgia de fixação das vértebras. Por isso, depois de 24 horas que os médicos haviam me estabilizado, fizeram reposição volêmica e me mandaram de ambulância para Porto Velho, a cerca de 480 km de distância.

---

2 Acúmulo de sangue dentro do pulmão.

A cirurgia não seria realizada lá, mas eu seria levada primeiro até esse hospital para, depois, ser transferida a outro Estado... Era assim que funcionavam as burocracias da época.

Durante esse trajeto, Deus me deu outro livramento. Quando estavam me tirando da ambulância, o enfermeiro que estava me acompanhando deixou o pote de dreno cair no chão! A questão é que esse é um equipamento muito delicado e o dreno precisa estar sempre com pressão negativa. Não pode entrar ar para o pulmão, porque senão ele colapsa e o paciente corre risco de morte. Ali não pode entrar ar do meio externo, e ele deixou cair esse equipamento, feito de um vidro fechado, lacrado.

Não somente ele caiu como também abriu a tampa. Mas o outro enfermeiro correu e fechou rapidinho. Tive uma tremenda sorte que o vidro não quebrou. Eu não tinha a menor ideia da gravidade do episódio, mas hoje, como profissional da saúde, sei que corri um grande risco diante do ocorrido.

Eles me deixaram no hospital de Porto Velho, um local muito quente! O município mais quente do Estado. Ainda por cima, fiquei na sala da emergência, em um lugar que pegava muito sol.

Como estava sedada, não percebi. Mas, quando acordei, senti muita dor. Era muita, muita dor, mesmo. A sensação era como se tivesse saído de dentro de um forno. Parecia que tinha sido cozida. Não sabia o porquê, mas não conseguia de jeito nenhum me virar. Não tinha noção do que estava acontecendo.

O motivo é que, em vez de me colocarem em uma prancha, eles tinham me colocado em cima de um colchão d'água, com fratura de vértebra! Qualquer pessoa que trabalha na área sabe o quanto isso é prejudicial. Lembro que a enfermeira ainda tinha furado o colchão na hora de aplicar a medicação no meio da noite... Eu me recordo de vê-la colocando o esparadrapo no buraco para tentar corrigir o erro.

Quando acordei, no outro dia, uma nova enfermeira chegou na troca de plantão e viu o estrago que tinha acontecido comigo. Todo aquele tempo no sol "cozinhou" as minhas costas, tive uma queimadura de primeiro grau que arrancou toda a pele da área das costas. Foi um verdadeiro tumulto dentro do hospital.

Chamaram o médico e começou uma confusão entre os enfermeiros, que procuravam um culpado. Alguém tinha cometido o erro de não me observar. Diante daquele problema, eu não poderia mais sair do Estado para fazer a cirurgia da coluna, pois o outro hospital só aceitaria me receber quando a minha lesão de pele estivesse curada. Uma completa negligência! Os médicos começaram a me sedar bastante para eu suportar a dor e para a queimadura cicatrizar rapidamente. Na verdade, eles praticamente me induziram ao coma para ter mais êxito no tratamento.

Por mais incrível que possa parecer, mesmo nessa condição, conseguia ouvir o meu pai, aquele homem rude, chorando ao meu lado, pedindo para eu não morrer, porque a lei da vida era o pai morrer antes do filho.

Ele dizia que não aceitaria que eu morresse primeiro. Colocava sua mão na minha testa e chorava. Um tempo depois, meu pai foi embora do hospital porque tinha que ir para o sítio trabalhar. Ele tinha ido ficar comigo e com a minha irmã durante uns dois ou três dias. O médico chegou até ele e falou:

— Seu Eliseu, infelizmente a sua filha está nas mãos de Deus agora. Nós já fizemos tudo o que podíamos. Se ela reagir bem ao tratamento, conseguiremos salvá-la. Mas, agora, é entre ela e Deus!

Eu estava dopada, mas conseguia ouvir tudo. Até hoje, sempre relembro essa história com a minha família.

O centro cirúrgico do hospital estava interditado por conta de muitos casos de infecção hospitalar. Como problema nunca vem sozinho, também acabei pegando a mesma infecção. Minha irmã tinha saído e eu estava sozinha na enfermaria. Comecei a sentir a morte chegar. Estava morrendo e não tinha ninguém ali comigo.

Olhava para cima e não conseguia virar a cabeça para sequer falar com o paciente que estava ao meu lado. Consegui erguer um pouco a minha a mão para ela e falei baixinho: "Socorro...". Foi a única palavra que saiu. Lembro que foi outro tumulto!

Muita gente veio, e alguém gritava: "A paciente está morrendo! Está morrendo!". Ainda consegui ver o médico chegar antes de apagar, mas, quando acordei novamente, já estava entubada. Quase morri mais uma vez.

Depois disso, finalmente fui transferida para Curitiba para realizar a cirurgia.

Nos piores momentos, pensava no meu filho. Por conta de tudo o que aconteceu comigo, faltei à audiência do processo que tinha movido na Justiça para recuperar a guarda dele, e minha irmã esqueceu de avisar para a advogada.

A cidade inteira ficou sabendo da "menina que caiu do prédio", minha história apareceu até nos jornais. Porém, como não compareci à audiência, fui considerada apenas uma mãe irresponsável que de fato não merecia a guarda da criança.

Claro que meu ex-marido sabia de tudo, mas queria a guarda do menino e decidiu não falar nada na audiência. Com isso, o processo foi arquivado. Eu tinha perdido o meu filho... e junto o meu maior sonho de ser mãe.

Eu queria gritar, mas não conseguia. Então, apenas pensava: "Não vou deixar meu filho sem mãe. Não vou deixar!". E suportava todo o sofrimento por mais um dia.

Depois de uns dez dias da minha chegada em Curitiba, foram me despertando. Fui colocada em cima de uma tábua de resgate, por conta do meu tipo de fratura, para aguardar até o dia da cirurgia. Colocaram mais um dreno do outro lado do meu tórax, porque eu ainda estava com hemorragia pulmonar.

Estava muito fraquinha, com apenas 34 kg, só o "saquinho" de ossos. Certo dia, quando deu a hora da troca de plantão, conheci um enfermeiro muito bonzinho. Ele me apelidou de "Barbie" — fiquei com esse apelido por muito tempo — e veio falar comigo:

— Vou conversar com os médicos. Não é possível, você já está aqui há sete dias. Você tem que subir para fazer logo essa cirurgia!

Ele falou com a equipe que estava de plantão e liberaram meu procedimento naquele mesmo dia.

O médico disse, sem muitas explicações:

— Vamos fazer a cirurgia.

Mas não me falou para quê e nem por quê. Eu pensei: "Ótimo!". Só queria sair dali.

Mas logo estranhei que a cirurgia não seria com anestesia geral, apenas local. O anestesista falou:

— Vou aplicar a anestesia agora, vai ser uma picadinha...

E eu não quis perguntar, mas pensei: "Oxe, anestesia local para fazer cirurgia na minha coluna?". Ele foi aplicar no lado esquerdo do meu tórax, enquanto pensava: "Está muito longe da minha coluna...".

Ele me falou sobre uma fratura pélvica e já não estava entendendo mais nada. Na minha cabeça, eu me perguntava: "Que fratura? Bacia...? É a de lavar roupa?". (Já que a região pélvica é chamada popularmente de bacia.)

A cirurgia aconteceu e a minha coluna foi fixada. Acordei da cirurgia com a sensação de que iria voltar a andar, porque pensava: "Ligaram as vértebras, então vou voltar a andar e sentir as pernas". Depois de passar pela morte tantas vezes, comecei a ficar otimista e meus pensamentos iam mudando. O médico falou:

— Daqui a pouco você vai estar bem! Vai dar tudo certo!

— E agora, doutor — eu respondi —, quando eu ficar boa, poderei ir para a academia?

Ele deu risada e disse:

— Vai, com certeza, vai!

E respondi, esperançosa:

— Ótimo, porque vou mudar minha vida!

Quando o médico voltou para me visitar, falei a ele:

— Olha, só tem um problema... Eu ainda não estou sentindo as minhas pernas. A cirurgia foi feita, não foi?

— Foi — o médico respondeu —, mas você vai voltar a andar daqui a um ano. Tenha paciência.

Essa foi a pior coisa que ele poderia ter me dito.

Na minha cabeça, eu voltaria a andar. Não importava o que os outros falassem, eu voltaria a andar. O erro está nos médicos mentirem ou omitirem a verdade.

Eu tinha certeza de que voltaria a andar. O médico me garantiu que isso aconteceria após um ano de reabilitação. Com o conhecimento que tenho hoje, sei que, em uma lesão medular parcial, era muito cedo para falar se eu voltaria a andar ou não. Porém, o dever do médico é informar a situação com franqueza e sem alimentar falsas esperanças. Hoje, como profissional da saúde, fico decepcionada com a forma como conduziram o meu caso, pois acho que, se eu tivesse entendido melhor meu diagnóstico e prognóstico, teria me libertado mais cedo.

> **Paralisei a minha vida muito tempo porque não entendia o que estava acontecendo. O paciente precisa saber o que está acontecendo para conseguir ir à luta.**

Fiquei mais quatro dias internada e o meu corpo rejeitou o implante que foi colocado na coluna. Uma das minhas vértebras havia esfarelado, então precisava colocar um enxerto. Fiquei muito mal e precisei passar por uma nova cirurgia. Dessa vez, foi colocada uma placa de platina. Eu sofri muito, mais uma vez, mas a segunda cirurgia foi bem-sucedida.

Enquanto me recuperava, aconteceu algo nesse hospital em Curitiba que nunca contei para ninguém, mas que me marcou muito. Uma das pacientes que ficavam na enfermaria, a do leito ao meu lado, foi abusada várias vezes dentro do hospital e confessou isso para mim, numa noite. Até hoje isso me faz pensar em como o ser humano pode ser capaz de algo tão terrível.

Fiz questão de, tempos depois, entrar em contato com essa moça para saber como ela estava e o que tinha acontecido. Ela me falou que nunca contou para ninguém, nem mesmo para sua família, porque sentia muita vergonha e o trauma tinha sido muito grande. Ela teve medo de denunciar por achar que seria desacreditada, e o criminoso ficou impune. Eu fui a única que soube da barbaridade. Perguntei a ela se poderia contar sua história, omitindo o seu nome, para dar visibilidade ao assunto — que é de tamanha seriedade — e ela me permitiu. Que fique aqui o alerta. Lugar de cuidado também merece cuidados.

Quando saí do hospital, fui para casa de ônibus (de Curitiba a Cacoal são 2.165 km) e passei algum tempo sendo jogada da casa de uma pessoa para outra. Estava totalmente destruída. Depois de todo esse redemoinho que passou pela minha vida, fui parar no que parecia ser o "fundo do poço".

Um poço sem escada, sem corda ou elevador, diga-se de passagem. Me sentia perdida. Eu tinha perdido a guarda do meu filho, a minha saúde, não tinha nenhuma condição financeira para me manter e ainda era uma jovem inexperiente, sem sabedoria nenhuma. Esse acidente veio para zerar a minha vida. Estava na estaca zero e precisava renascer. Precisava me tornar uma fênix...

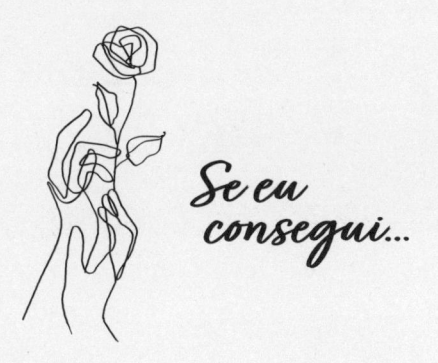

Se eu consegui...

Eu desabrochei como mulher depois de uma infância muito difícil e uma criação muito dura. A vida me fez crescer e me tornei uma mulher forte. Deixei de ser Fátima e virei Maria.

Vivi um relacionamento abusivo durante muitos anos. Foram muitas agressões até eu entender que aquilo não era bom para a minha vida. Parei e voltei a estudar diversas vezes no meio de tanta turbulência. Sempre enxerguei nos estudos um futuro melhor.

Realizei o meu grande sonho de ser mãe. Sofri muito na gravidez, no parto e no puerpério. Cuidei do meu filho prematuro e não aceitei a opinião de quem dizia que ele não ia sobreviver.

Sempre trabalhei muito e me entreguei nessa vida. Eu era do tipo que chegava primeiro porque queria dar o exemplo e só ia embora quando o último cliente saía. Fiz a inscrição para o supletivo modular, trazia os livros, tomava banho e ia estudar. Dormia sempre entre os livros.

Sofri um acidente que me massacrou durante meses em vários hospitais. Venci a morte mais de uma vez, voltei para casa e decidi continuar a minha história. Tive que romper a redoma e, se eu consegui...

A gente não pode parar... de estudar!

Nunca se pode acreditar que estudou o suficiente, que é tarde demais ou que não temos capacidade para estudar. Por outro lado, também não se pode usar nada disso como desculpa para não se cuidar.

Nesse turbilhão de afazeres e responsabilidades, às vezes, é preciso desacelerar.

Eu trabalhava de segunda a sábado em horário comercial e aos domingos até o meio-dia. As tardes de domingo eram meu tempo livre, meu momento de lazer, quando eu era recompensada pela semana inteira de esforço. Aqueles eram meus preciosos minutinhos para respirar, pois a semana pesada logo começaria de novo. É preciso energia para aguentar o tranco da rotina.

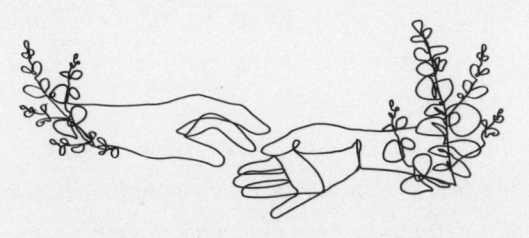

Ninguém se levanta só!

Uma pessoa que sabe bem como eu sou e que me ajudou várias vezes a me levantar é minha irmã, Rosa Lima. Como ninguém se levanta só, eis aqui o depoimento dela:

> Meu nome é Rosa Lima e sou a quarta irmã de uma família com oito filhos. A Maria é uma das minhas irmãs mais novas. Sempre fomos muito próximas, desde a infância. Eu e ela éramos igual chiclete, não "desgrudávamos" uma da outra.
>
> Eu moro em Portugal há quatro anos, mas nos falamos frequentemente por videochamada. Nos divertimos bastante em ligações com o grupo inteiro de irmãs, e assim a saudade dói menos...
>
> Quem conhece a Maria, hoje, tão bem e tão ativa, trabalhando como médica, exercitando-se na academia ou passeando por aí completamente independente, nem é capaz de imaginar tudo o que ela já passou. Eu acompanhei de perto a luta gigante que ela enfrentou depois de um acidente terrível no auge da sua juventude.

Naquela época, morávamos juntas. Eu estava grávida e a Maria veio morar comigo para cuidar de mim e nos ajudar, trabalhando no supermercado. Eu estava com sete meses de gestação e ela sempre foi uma irmã muito cuidadosa. Sinto uma dor enorme no coração ao me lembrar do acidente e de toda aquela situação.

Lembro bem da sensação de desespero. Maria estava toda molhada e de chinelo. Ela foi até a beirada da laje no terceiro andar e cumprimentou um amigo. Eu olhei para cima e a alertei: "Cuidado!!!". Porém, antes mesmo de terminar de falar, ela apagou e caiu de toda aquela altura. Quase caiu em cima de mim. Quando olhei para ela em cima daquele monte de terra de construção, achei que a Maria estivesse morta.

No caminho para o hospital, a Maria acordava e apagava. Ela falava várias coisas desconexas. O que mais me marcou foi ouvi-la dizer: "Mana, minha perna está encolhida! Puxa minha perna! Minha perna está dormindo!". O serviço de saúde era bem ruim naquela região. Quando chegamos ao hospital, os médicos disseram que não havia nada a ser feito e apenas a colocaram em observação para esperar que ela acordasse. Eu insisti para que fizessem algum exame. Ao ver minha irmã daquele jeito, sabia que tinha acontecido algo grave.

Após realizarem alguns exames, os médicos começaram a correr. Maria tinha apenas alguns minutos de vida. Ela estava com os dois pulmões perfurados, hemorragia interna e a coluna fraturada.

Eu, meu esposo e toda família, além de alguns amigos, esperávamos por notícias no hospital. A hemorragia durou semanas. Todos os dias eu ia visitá-la e os médicos não davam esperança nenhuma: "Vocês têm que orar, porque a Maria precisa de um milagre!", eles diziam. A Maria precisava de uma cirurgia rápida para não ficar paraplégica, mas não foi possível por conta da hemorragia, que não cedia. Enquanto isso, corríamos atrás de doação de sangue para que minha irmã continuasse lutando pela vida.

A luta da Maria foi muito longa e sofrida. Acho que ela passou mais de um ano indo para o hospital durante toda sua recuperação. Sempre a apoiei muito e, na frente dela, eu era forte, mas quando saía, eu chorava dia e noite pela minha irmã. Eu tinha muita esperança de que ela voltasse a andar e sempre fazia massagem nos pés dela para que não atrofiassem. Ela se esforçava muito na reabilitação e, por várias vezes, me chamava, achando que sua perna estava mexendo.

Quando o médico finalmente me falou que ela ficaria paraplégica, eu fiquei arrasada. Decidi esconder isso da Maria e mentia para ela o tempo todo. Omiti essa informação porque não queria tirar a sua esperança, e eu mesma tinha muita fé em Deus de que ela conseguiria. Depois de um tempo, a Maria ficou depressiva, ao entender que realmente estava paraplégica e que aquele era o seu destino. Foi uma época muito difícil, mas havia uma nova vida pela frente.

Para todos os lugares que a Maria queria ir, eu a levava. Queria sempre tirá-la de casa para que voltasse a viver normalmente. Ela nunca desistiu de estudar e decidiu voltar para escola para terminar o ensino médio. Eu até voltei a estudar também, já que ia levá-la todos os dias. Aos poucos, ela foi saindo do estado depressivo e voltando a sonhar.

A Maria estudava, trabalhava e devagarinho voltava a ser a ela mesma. Eu me tornei cabeleireira e lembro que *adaptei uma cadeira para ela trabalhar no salão de beleza. Ela era uma excelente manicure! Acredito que ela precisou de uns oito anos para superar o ocorrido. Quando decidiu ir para a Bolívia estudar medicina, foi o momento em que percebi que ela havia superado e estava pronta para seguir em frente com a vida.*

A Maria é uma mulher guerreira! Tudo que já fez e conquistou só foi possível porque ela é uma mulher muito forte. Tipo uma águia! Ou, melhor ainda, ela é uma fênix, pois a Maria renasceu.

Rosa Lima

capítulo 2

DIZEM QUE... DEUS ESCREVE CERTO POR LINHAS TORTAS

A tentativa de ler e compreender uma nova história

> "Pensava que nós seguíamos caminhos já feitos, mas parece que não os há. O nosso ir faz o caminho."
>
> **C. S. Lewis**

Quando saí do hospital e finalmente fui para casa, sentia como se estivesse morta. Todo aquele tempo hospitalizada poderia até ter curado meu corpo, mas parecia ter arrancado a minha alma.

Minha mente ainda não era capaz de processar tudo o que havia acontecido. A sensação era de estar em um invólucro que não era o meu, pois não me reconhecia naquele corpo "inválido" — ou pelo menos era isso o que eu pensava na época.

Voltei para a mesma casa na qual sofri o acidente. Logo que cheguei, precisei ser carregada no colo para subir até o apartamento que ficava no segundo piso. Lembro que fui levada com muita dificuldade pelas escadas, foram necessárias duas pessoas para me carregar e só chegamos lá em cima depois de muito esforço. Fiquei dois meses trancada nesse apartamento sem sair para lugar algum. Imóvel. Morta.

Outra coisa impactante foi me sentar na cadeira de rodas pela primeira vez. Foi a sensação mais horrível que tive na vida. Um sentimento aterrorizante de invalidez, de ter que aceitar a minha paraplegia — até aquele momento, não sabia que a lesão era permanente e que eu estava de fato paraplégica. Quando cheguei do hospital, minha irmã já tinha conseguido uma cadeira para mim e falava: "Vamos te colocar na cadeira de rodas para você ficar um pouquinho sentada". Mas eu não queria. "A partir do momento que eu me sentar aí, não vou me levantar mais. Eu não quero!", respondi a ela.

No dia em que ela finalmente me convenceu a sentar, nós duas choramos muito. Foi um momento extremamente doloroso. Para mim, a cadeira de rodas tinha um simbolismo muito grande.

***Sentar-me na cadeira de rodas
era admitir que aquilo era definitivo,
como se estivesse zerando a minha
vida para sempre.***

Eu ainda não entendia, não tinha noção de que precisava recomeçar. Foi um dia muito marcante na minha vida. A sensação de impotência era avassaladora. Era como se eu tivesse sido aniquilada.

O primeiro pensamento que passou na minha cabeça foi: "O que vou fazer da minha vida estando nessa cadeira?".

Naquela época, nem mesmo conhecia o termo "paraplegia" e a palavra que usavam ao meu redor, que eu ouvia o tempo inteiro, era "aleijada". Ouvir aquilo me magoava muito, me deixava furiosa. Eu tinha apenas 21 anos e era muito pobre. Não tinha condições financeiras para ter o mínimo de dignidade e conforto.

Passei dois meses com a minha irmã, que cuidou muito de mim e me deu toda atenção. O pesadelo maior começou quando ela foi embora. Seu marido foi trabalhar em outro município, e não puderam me levar junto pois já tinham três filhos para cuidar. Então, ela me deixou com um casal de cuidadores que já tinha alguns filhos.

A partir daquele momento, eu não tive mais nenhum apoio. Não tinha para onde ir, o que fazer e, ainda assim, tinha que ser grata, porque era o que me restava. Aquele lugar se tornou completamente desagradável. Passei a viver com uma família que era totalmente desestruturada.

Eles não falavam comigo como uma mulher adulta. Acredito que me viam apenas como mais uma criança que dava trabalho dentro de casa. Quando o marido saía para trabalhar e as crianças iam para o colégio, ficávamos só eu e aquela mulher, que não conversava comigo. Fui entrando em depressão porque me sentia um estorvo.

Comecei, então, a trocar o dia pela noite, para não precisar ver nenhum deles. Eu dormia durante o dia e ficava acordada a noite inteira.

Naquela época, não tinha celular, internet, redes sociais, nada para me distrair. Além disso, a televisão e todas as luzes ficavam apagadas, pois era preciso economizar energia. Lembro de olhar para a escuridão e pensar em como iria reverter esse jogo. A depressão se tornava cada vez mais forte. Parei de me alimentar e só tomava água. Não bebia café, leite, nada. Fui me transformando em uma pessoa vazia, porque não queria viver mais aquela vida.

Eu era uma Maria de 21 anos. Era uma moça no auge da juventude, ou pelo menos deveria ser. Mas não conseguia sequer me sentar. Não me sentia mais como um ser humano, pois não conseguia me manifestar como tal. Tornei-me apenas uma "paciente" em cima de uma cama. Passei a viver com cuidadores que não me deixavam viver, de fato. Eles decidiam tudo por mim: a hora de comer, o que comer, a hora de dormir, de tomar banho. "Você tem que fazer isso, agora!", recebia ordens o dia inteiro. Além de aprender a viver sem o movimento das pernas, tive que aprender a viver sem meu livre-arbítrio. Não tinha perdido apenas a capacidade de andar, tinha perdido também a minha voz, a minha força, a minha humanidade.

Em meio a isso tudo, não sabia mais coisas básicas. Não tinha equilíbrio nenhum no corpo, era tal qual um bebê que cai para os lados ou para frente quando sentado.

Estava viva e, ao mesmo tempo, me sentia morta, porque não tinha liberdade e nem independência. Ser cuidada por outras pessoas o tempo inteiro era humilhante.

Todos que chegavam para me visitar se sentiam à vontade para dar um "pitaquinho" na minha vida, e os meus cuidadores apenas executavam. Em nenhum momento me perguntavam se eu queria fazer algo ou não.

Durante essa fase, era bastante comum eu ficar doente e passar temporadas no Hospital Municipal de Cacoal, e só voltar para casa depois de melhorar. A imunidade baixa me deixava vulnerável a infecções virais e bacterianas. Quando chegava na recepção do hospital, as pessoas sempre me olhavam, apontavam e comentavam entre si. Era uma situação constrangedora.

Certa vez, enquanto aguardava atendimento na emergência do hospital, uma senhora com cerca de 60 anos ficou me observando. Ela se aproximou de mim e da minha cuidadora e falou: "Nossa, que linda! Tão bonitinha nessa cadeira de rodas...". Ela falava em tom de piedade e me olhava como uma aleijada, uma inválida. Ela perguntou, dirigindo a palavra não a mim, mas à minha cuidadora:

— O que aconteceu com ela?

— Opa! Essa pergunta deveria ser "o que foi que aconteceu com você?", então não responda, deixe que eu respondo. Você quer saber da minha vida, então pergunta para mim, porque eu estou aqui! — esbravejei em resposta, com enorme revolta.

— Deixa de ser mal-educada! — interferiu a minha cuidadora.

— Mas ela está querendo saber da minha vida, então por que não perguntar para mim? Eu ainda estou viva! — respondi prontamente.

Ela agiu com preconceito e, mesmo naquela época em que eu não tinha voz nem independência, não admitia ser tratada como se não estivesse ali. Esse é um preconceito muito comum que as pessoas com deficiência sofrem todos os dias.

Ao longo do tempo, essas idas e vindas passaram a fazer parte da rotina por causa da minha saúde muito debilitada. A cada quinze dias, eu voltava ao hospital, com algum tipo de infecção ou virose. Eu não me alimentava corretamente porque não conseguia comer. Ficava desidratada e, consequentemente, com a imunidade baixa. Era impossível manter um equilíbrio na saúde. As recaídas eram constantes e novas infecções surgiam todo mês. Foi uma época muito difícil que durou cerca de um ano.

A verdade é que vivi uma dura realidade naquela casa. O marido da cuidadora falava muito mal de mim todos os dias quando chegava do trabalho. Eu era uma intrusa dentro da casa deles. Invadi o seu espaço e estava dificultando a vida de todos, com os meus problemas.

> **Hoje, como médica, entendo que um paciente demanda cuidados especiais e contínuos e, por essa razão, o cuidador também precisa de acompanhamento. Todos precisam de suporte. Por outro lado, se o cuidador não dá a atenção adequada ao paciente, ele nunca ganha autonomia para deixar de ser paciente.**

Algo que me incomodava era que o marido da cuidadora queria que eu assinasse uma procuração para controlar a aposentadoria que eu recebia. Com um salário mínimo, comprava meus remédios e ajudava nas contas de casa, mas eles queriam administrar o dinheiro por conta própria, sem que eu interferisse. Não aceitei. Dias depois, ele entrou no meu quarto e apontou o dedo para o meu rosto. Gritou bastante e me mandou ir embora. Disse que estava atrapalhando a vida deles. Não entendi o que estava acontecendo. Tentei me levantar, mas não consegui.

O homem estava furioso comigo, pois a sua esposa tinha se queixado com ele por causa da minha pensão. Ele disse:

— Você não respeita sua cuidadora!

E eu respondi, assustada:

— O que foi que eu fiz com ela?

Nesse momento, ele levantou a mão e se preparou para me dar um tapa. Eu apenas ofereci o lado esquerdo do rosto, pois sabia que não havia nada a fazer ou para onde ir. A esposa dele tinha plantado a discórdia, mas pulou na frente dele e o empurrou, impedindo que me batesse.

Até hoje me questiono como alguém pode fazer uma ameaça brutal como essa para uma pessoa que estava totalmente vulnerável em cima de uma cama. Eu estava à mercê da própria sorte. Foi um dia muito triste. Degradante.

Como se aquela ameaça não tivesse sido o bastante, o homem a quem chamava de "cuidador" decidiu: "Já que você está se sentindo tão poderosa, hoje você está de castigo. Ninguém te visita, você não come e não bebe". Ele me deixou o dia inteiro sem água e sem comida, pois eu estava de "castigo", como ele mesmo chamou.

Às 15h, depois que todos almoçaram, o seu filho não aguentou e veio até a porta do meu quarto. Ele falou:

— Você quer comida? Eu faço um pratinho para a senhora.

Ao que respondi:

— Não, meu filho. Não quero, não.

Estava tão indignada que naquele dia não senti fome. O pai viu a cena de longe e gritou:

— Saia daí! Eu já não falei que ela está de castigo?!

Essa era a pessoa que dizia estar apoiando um paciente inválido em cima de uma cama.

Confesso que, nesse período, depois de todas essas situações, tentei causar a minha própria morte. Não tinha forças, não tinha movimento nos braços e a minha tentativa de suicídio foi parar de comer. O que achei que podia fazer para me levar a morte era sucumbir à fome.

Aquele ambiente era inadequado para um paciente tão depressivo como eu estava. Toda aquela fase de aceitação e reabilitação era muito desgastante. Quando o indivíduo perde o movimento dos membros inferiores, como eu perdi, ele tem que aprender a viver de uma forma diferente. Precisa mudar de perspectiva, mas isso não significa que a pessoa que você é vai mudar. A única coisa que muda é que você estará sentado. Somente.

Mas até entender isso, eu queria apenas morrer. Acreditava que não viver mais era melhor do que estar paraplégica, não conseguir andar. Não tinha condições de criar meu filho, tinha perdido tudo, a minha independência, minha liberdade de ser mãe e de me cuidar... era massacrante. Não aguentava mais morar naquela casa, sendo cuidada por pessoas que não queriam cuidar de mim e que me viam como um fardo tão grande. Eu queria parar de sentir isso. Naquele momento, minha mente achava que a única forma de parar era morrendo.

Entretanto, não houve tempo suficiente para que isso acontecesse. Estava em um quadro de depressão muito profundo e a reclusão que vivi agravou ainda mais a situação. Não existiam mais sentimentos dentro de mim. Tornei-me incapaz de responder a qualquer demonstração de afeto. Não sentia mais nada! Pena, raiva, tristeza... nada. Ao se aproximar de uma pessoa com depressão profunda, é possível olhar para ela e ver que ali está só a "caixinha". Não existe mais um ser humano naquele corpo. Era dessa forma que eu me sentia.

Porém, tudo isso começou a mudar quando uma vizinha do supermercado em que trabalhava antes do acidente veio me visitar. Ela era uma pessoa muito amorosa, sempre gostei muito dela e, quando me viu naquele estado, ao perceber a gravidade da situação, logo me abraçou e chorou. Ela disse que não aceitava me ver daquela maneira. Até hoje, lembro muito bem das suas palavras tão enfáticas: "Eu não aceito! Não aceito ver você nessa situação, porque te conheci como uma mulher ativa, trabalhadora, contente, alegre. Não admito que você fique nessa situação!".

Eu estava ali, imóvel na cama, quando a Dona Dejaura perguntou para a cuidadora o que ela estava fazendo por mim. Ela respondeu:

— Nada. Eu ofereço comida e ela não quer. Ofereço água e ela não quer. Então eu estou cuidando dela, é isso que posso fazer por ela.

— Não, você pode fazer muito mais por ela! O que tem para ela comer? — indagou.

Naquela época, a situação financeira estava muito difícil. Ela mostrou as coisas que tinha para comer em casa, mas Dona Dejaura retrucou:

— Não, a Maria precisa de uma alimentação diferente! Eu mesma vou comprar as coisas, quero que você faça sopa e dê para ela.

Mesmo após comprar e mandar a comida para a minha casa, eu continuava sem me alimentar. A cuidadora perguntava se eu queria comer e até se oferecia para preparar a refeição, mas eu sempre recusava. Ela não insistia e não se importava em me deixar com fome. Depois de três dias, aquela senhora voltou para me visitar e eu estava em uma situação ainda pior. A cuidadora logo se queixou:

— Ela não quer comer!

— Mas ela não pode ter essa escolha. Ela tem que comer! — respondeu Dona Dejaura.

Ela foi para casa, preparou uma "sopinha de vovó", da qual nunca me esqueci. Trouxe para mim e falou:

— Você vai comer!

Eu respondia que não, apenas acenando com a cabeça. Elas me colocaram sentada e ela começou a colocar comida na minha boca, pois eu estava tão debilitada que não conseguia mais levantar o braço e levar a mão até a boca com a colher.

A partir daquele dia, comecei a ter fome e voltei a comer. A vontade de querer viver parecia retornar aos poucos, com as colheradas da sopa. Comecei a perceber que estava viva e senti que poderia mudar a minha vida. Aquele episódio tão marcante foi como um despertar.

Inclusive, a Dona Dejaura era uma fofa! Ela passou a me visitar quase todos os dias. Ela era linda e uma idosa bastante ativa, que ainda trabalhava. Sempre que me via, perguntava: "Como você está hoje?". Foi uma pessoa muito importante e muito querida em minha vida. Anos depois, teria a oportunidade de visitá-la em sua casa e agradecer por todo o apoio que me deu naquele período. Graças à sua ajuda, consegui enxergar que a vida era boa demais. Não importava o que estava acontecendo comigo, agora eu queria viver!

A minha rotina mudou radicalmente. Eu acordava e tinha que esperar os outros acordarem. A cuidadora levava café com leite para mim, pois era apenas isso que tínhamos. Ela trocava a minha roupa no período da manhã. Ao meio-dia, me dava comida. Ao anoitecer, eu tomava banho. Ela mandava as crianças, uma menina de 13 anos e um menino de 10, me levarem para o banheiro. Eles me colocavam no banheiro e eu jogava um pouco de água no meu corpo. Então eles me levavam de volta para a cama e ela me vestia. No fim da noite, acontecia o jantar. Essa rotina se repetia todos os dias e ainda era bem difícil, mas a minha qualidade de vida começou a melhorar.

Durante esse período, não conversava com ninguém. Ficava sempre dentro do quarto, que não tinha janela.

A porta era em frente à sala e eu podia ouvi-los assistir à televisão. Depois de muito tempo, eles finalmente notaram que eu estava muito depressiva. Algum deles teve a ideia de colocar a cama na sala e eu passei a assistir televisão junto ao caçulinha deles. Ficava todas as manhãs assistindo aos desenhos animados com as crianças. Durante a tarde, a televisão ficava desligada para economizar energia, mas a noite assistíamos novamente, agora com toda a família deles reunida. A minha vida se resumia a isso, todo santo dia.

Depois de um tempo, a minha saúde já estava um pouco mais reestabelecida e tive a ideia de começar a fazer crochê. Como ganhava um salário mínimo da minha aposentadoria, não podia comprar muito barbante. Comprava apenas um rolo por mês e ia fazendo tapetes.

Com os movimentos um pouco melhores, ficava deitada por horas tricotando. Quando acabava o barbante e não tinha chegado meu próximo pagamento, eu desmanchava tudo para fazer o tapete novamente e ter algo para me entreter durante o dia.

Essa era minha nova rotina todos os meses: comprar um rolo de barbante e fazer um jogo de tapete de cozinha. Passava o dia inteirinho na cama. Até que me surgiu a ideia de vender os crochês para as pessoas na igreja e ajudar nas finanças em casa. Os fiéis da igreja começaram a me visitar toda semana e me levavam para a igreja aos domingos. Aquilo passou a ser o meu refúgio.

Comecei a ter algumas válvulas de escape. Uma delas foi uma ex-colega de trabalho que às vezes aparecia para me visitar. Ela falava: "Maria, o que você quer fazer?", e eu logo respondia: "Vamos fazer qualquer coisa porque preciso sair um pouco de casa". Ela combinava com o marido, que me buscava e me levava para passar o dia inteiro na casa dela. Ela era apenas uma amiga de trabalho, mas me ajudou bastante em uma fase tão delicada.

Naqueles passeios, eu recebia carinho, cuidado e tinha alguém para conversar. Ela cuidava de mim o dia inteiro. Levava todas as minhas coisas para cuidar do meu cabelo, das minhas roupas. Nós brincávamos que ela tinha ganhado uma nova filha. Tenho muita gratidão pela generosidade dessa amiga tão preciosa.

Ao retornar para casa, depois de um desses passeios, só conseguia desejar não morar mais ali, mas não tinha como. Para onde mais eu iria? Não tinha outro suporte, pois meus pais já eram idosos e moravam no sítio. Quando cheguei naquela casa, pensei que minha vida tinha acabado de vez. Já não tinha minha independência, minha liberdade, meu valor como ser humano. Me sentia totalmente abandonada.

Porém, comecei a entender que não importava onde eu estava, pois a minha felicidade não dependia dos outros, mas de mim mesma.

Minha voz e minha força começaram a ressurgir e pensamentos prolongados para o futuro pairavam sobre minha cabeça. Saí de casa muito jovem, sempre trabalhei muito e quis ter meu próprio dinheiro. Lutei muito ao longo da vida e, de repente, agora dependia de todo mundo para fazer tudo. Para tomar banho, para comer... Mas eu estava despertando.

No dia 11 de setembro 2001, aconteceu o histórico ataque às torres gêmeas do World Trade Center, nos Estados Unidos. Esse dia marcante na história mundial também causou uma grande diferença na minha vida. Eu estava de frente para a televisão assistindo ao noticiário. Consegui ver com detalhes as imagens das pessoas se jogando daquele prédio em uma tentativa de se salvar. Entrei em pânico, porque o acidente que sofri também foi em uma queda. Assim como eles, de uma hora para outra, me vi caindo de um prédio. Mesmo pela televisão, conseguia enxergar o desespero das pessoas na tentativa de se salvar, ao mesmo tempo que não tinham chance nenhuma de cair dali e sobreviver. Mas eu estava viva. Foi assim que comecei a pensar: "Eu estou viva! Tenho que recomeçar minha vida de alguma forma".

Nessa época, havia um ano e alguns meses que não encontrava meu filho. Nós morávamos muito longe de onde ele estava. Naquele dia, falei: "Eu quero ver meu filho". Peguei um táxi e fui vê-lo. Cheguei no município onde ele mora até hoje e encontrei a mesma casa toda mobiliada em que morava com meu ex-marido. Ele nunca a vendeu para não ter que pagar a minha parte. Quando cheguei e meu filho me viu, ficou muito feliz e animado. Tinha 4 aninhos e queria que eu brincasse com ele, que levantasse da cama para poder ir jogar bola. Ele falava: "Mãe, vamos jogar bola!", e eu não conseguia sequer conversar com ele. Entrei em um desespero grande porque não conseguia brincar com meu filho.

Viajei 200 km para chegar lá, logo, estava muito cansada. Não conseguia nem ficar sentada e fui direto para a cama. Falava para o meu filho: "A mãe não pode, a mãe tá dodói!". Mas ele não me deixava sossegada. O pai dele levou ele lá para fora, explicou que eu estava doente e que não conseguia brincar. Quando voltou, ele me falou:

— Mãe, o pai falou que você está dodói.

— Estou, meu filho. Quando a mãe sarar, vai jogar bola com você — respondi.

— Vou pedir para a vó levar você para o hospital, porque aí você vai ficar boa! — explicou o menino.

O garoto "me pegou" direitinho. Percebi que tinha que mudar a minha vida porque daquele jeito não dava para ficar. No dia seguinte, fui embora, mas levei comigo aquele pensamento que ficaria por muito tempo "martelando" dentro da minha cabeça.

Nesse momento da minha história, eu começava a enxergar o futuro e a imaginar o que fazer da minha vida. Sempre fui uma pessoa de muitos projetos. Nunca pensei pequeno, gostava de ideias grandiosas, que fossem além. Não aceitava mais aquela realidade de tanta dificuldade. Quando tinha oportunidade de conversar com alguém, logo começava a compartilhar os meus sonhos: "Vou mudar a minha vida e a primeira coisa que farei, quando puder, é comprar uma fazenda!".

Sempre tive esse sonho, mas ainda não tinha conseguido realizá-lo. Minha família sempre foi da roça, tenho alguns irmãos que ainda moram no interior, inclusive uma irmã muito querida que também mora em uma chácara. Tinha essa visão de comprar uma fazenda e o desejo de ter as pessoas que amo perto de mim, nesse lugar. Falei tanto nesse assunto que um dia a minha cuidadora telefonou para minha irmã e disse: "Vem buscar a sua irmã e levar no psiquiatra porque ela está ficando doida! Está com uma ideia de comprar uma fazenda e não fala em outra coisa!". Minha irmã riu da situação e me aconselhou: "Maria, eu te conheço. Para de ficar falando dos seus projetos de vida para essa pessoa, porque ela está achando que você está louca. Guarde seus projetos para você ou, quando você puder, fala para mim, porque se não puder te apoiar, pelo menos não vou te chamar de doida". Então eu passei a não contar mais sobre os meus projetos, de jeito nenhum. Ficava bem quietinha.

A sensação é que estava voltando a ser eu mesma de novo. Sempre tive essa visão, não aceitava pouco, nunca aceitei.

Conformismo não é uma palavra que cabe no meu trabalho. Se hoje está ruim, amanhã será melhor. Esse mês não foi bom, mas no mês que vem eu vou conseguir.

Esse passou a ser meu lema para me dar gana e conquistar o que queria. Não podia mais ser uma pessoa sem projeto, sem ambição, parada no tempo. Antes, costumava achar que minha vida estava muito certinha. Estava recomeçando, saída de um casamento falido, autoritário, cheio de agressões, tanto físicas como psicológicas. Mas tudo mudou quando sofri o acidente. Comecei do zero mais uma vez. Tive que ressurgir novamente. Passei muito tempo sem entender o que me aconteceu, mas, no final das contas, é como dizem: Deus escreve certo por linhas tortas.

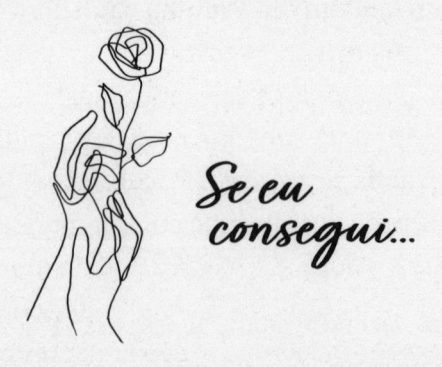

Se eu consegui...

Mesmo deprimida e na situação em que estava, não aceitava ser tratada diferente. Ser tratada com preconceito. Coloquei minha cara a tapa diante da sociedade. Afinal, eu mereço respeito, mereço ser tratada como gente. Aprendi que a sociedade trata você da maneira que você a enfrenta. Se eu consegui cobrar respeito e me impor, por que você não conseguiria?

A partir do momento em que você se vitimiza, o outro vai te tratar com pena. Eu nunca aceitei isso. Não tem sentimento mais horrível do que ver alguém sentindo dó de você. A frase que mais escutei nessa época foi: "Tadinha, tão lindinha e nessa cadeira de rodas...". Mas aquilo era inaceitável. Exigia que me fosse oferecido um sentimento mais bonito.

Não aceitava ser a coitada, sofredora, incapaz. Até hoje, não aceito. Lutei muito e conquistei o respeito da sociedade. Quando me perguntam se é para me chamar de doutora, eu respondo: "Por favor!".

A gente não pode parar... de se adaptar!

Ainda que estivesse paralisada em cima de uma cama, fui capaz de encontrar uma fonte de renda e me adequar ao tempo disponível que tinha: meus crochês! Era uma fuga da minha realidade, ajudava a passar o tempo e ainda trazia uma boa ajuda financeira. Ao longo dos meses, fui armazenando, fazendo estoque deles para vender. Quando as vendas começaram, foram um sucesso. Minha amiga do trabalho me ajudou e conseguiu mais de quinhentos reais com os tapetes. Isso era muito dinheiro na época!

Se a pessoa se acomodar e aceitar a situação que está vivendo, a realidade nunca vai mudar. Mesmo diante das dificuldades, não podemos parar, pois a vida passa, e passa rápido. É preciso sempre encontrar espaço para se adaptar e nunca se acomodar!

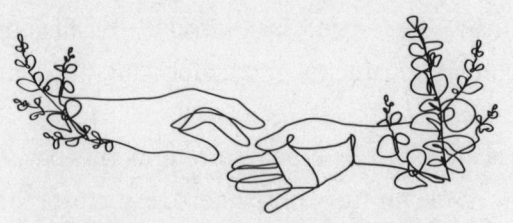

Ninguém se levanta só!

Marinez é minha sobrinha e foi uma pessoa muito importante para mim nesse período de recuperação. Como ninguém se levanta só, eis aqui o depoimento dela:

> Meu nome é Marinez, tenho 31 anos e sou sobrinha da Maria. Quando ela sofreu o acidente, eu tinha entre 10 e 12 anos. Maria morou com a minha família durante algum tempo.
>
> Pude acompanhar de perto uma fase bem difícil que minha tia viveu. Ela teve depressão por dois anos. Era uma mulher tão forte que de repente tinha se tornado alguém que dependia de outras pessoas para tomar banho, se vestir, comer. Foi um processo bastante doloroso para ela.
>
> Lembro que ajudava a Maria a ir para a igreja e empurrava a cadeira de rodas, mesmo tão pesada para mim, ainda criança. Ela era uma pessoa muito doce e agradável. Gostava bastante da sua companhia, embora ficasse sempre muito triste em presenciar toda aquela dor que ela sentia. Era muito difícil vê-la naquela situação. Ela não comia direito e emagreceu muito. Como ficava muito tempo deitada, sofria com escaras pelo corpo. Ver a minha tia daquele jeito marcou minha memória.

A presença da Maria mudou a rotina da família e todos tiveram que se adaptar. Eu sempre a acompanhava pela rua, no mercado, e empurrava sua cadeira para onde ela precisasse ir. Certa vez, estava apressada para ir à escolinha de futebol e derrubei água quente em seu braço. Ela se queimou e até hoje tem a cicatriz. Fiquei com o coração partido!

A Maria e eu construímos laços muito fortes. Costumo brincar dizendo que ela me adotou e é minha segunda mãe. Hoje, viajamos juntas, conversamos bastante e somos muito próximas. Ela é a minha inspiração. Minha tia simboliza força e superação. Ela mostra que todos podem superar seus limites. Sempre me ensinou a sair da redoma e explorar o mundo lá fora em busca dos meus sonhos.

Maria é uma referência para mim como tia, como mulher e como profissional. Uma pessoa incrível e tenho orgulho de dizer que é a minha melhor amiga.

Marinez

Le vantou

capítulo 3

DIGO EU... LIBERDADE NUNCA VEM SOZINHA, VEM COM AUTONOMIA

Aprender autonomia é coisa de todo dia

> *"Onde existe uma vontade, existe um caminho."*
> **Provérbio inglês**

Não existe liberdade sem autonomia. Nesse novo momento da vida, entendi que precisava reconquistar minha independência porque tinha perdido tudo. Além da perda da mobilidade, perdi a capacidade de viver em sociedade.

Me encontrava isolada do mundo, sem nenhuma perspectiva de futuro. Como retomaria minha vida sem andar? Sem poder estar de pé novamente? Sequer conseguia sair da cama, ir ao banheiro ou me vestir sozinha, sem ajuda de um cuidador. Como seria capaz de um dia sair na rua sem ajuda? Precisava dar um jeito naquela situação, mas ainda não sabia como.

O primeiro passo para conseguir realizar quaisquer afazeres do dia a dia era ser capaz de me colocar na cadeira sozinha.

O ato de sair da cama para a cadeira e voltar da cadeira para a cama era um enorme desafio. Tinha que arrumar uma forma para fazer isso, mas não sabia que esse primeiro passo não seria viável sem a orientação e o treinamento adequados.

Foi nessa época que o Centro de Reabilitação Sarah Kubitschek, em Brasília, surgiu, para revolucionar a minha história. Aquele lugar me encontrou como um bote salva-vidas quando estava me afogando. Foi o meu renascer. Lá eu aprenderia a ser Maria "sentada".

A minha jornada até a Rede SARAH foi uma surpresa feliz. Sempre gostei bastante de ler. Naquela época, não tinha ainda acesso fácil à internet, mas havia muitas revistas e jornais na minha casa. Certo dia, encontrei um artigo sobre a Rede SARAH, em Brasília. Comecei a ler e fiquei fascinada. Aquele era um lugar de reabilitação para pessoas com deficiências físicas! Porém, não entendia muito bem o que era reabilitação. O que é "reabilitar"? Essa palavrinha é maravilhosa e muitas pessoas ainda não sabem bem o que significa.

Para conseguir sair da minha casa e chegar ao SARAH, pedi ajuda para um amigo que congregava na minha igreja. Ele foi a ponte entre a dura realidade que estava passando e o sonho de voltar a viver. Chamei esse amigo para uma visita. Quando ele chegou, fui direto ao assunto e pedi logo sua ajuda:

— Marcos, não sei como você vai me ajudar, mas existe um hospital de reabilitação e eu preciso ir para lá!

— Se é isso o que você quer, eu vou te ajudar — ele respondeu.

— Pelo amor de Deus, me ajuda! — implorei.

— Fica tranquila, vamos descobrir uma forma de te colocar lá.

Marcos entrou em contato com um pastor e com um deputado federal em Brasília. Logo, ele conseguiu a passagem de avião e uma vaga para mim, algo bem difícil de arrumar assim tão depressa.

Depois de uma semana, eu já estava dentro do SARAH. Tudo aconteceu muito rápido. Foi por meio de uma revista que soube de sua existência e, poucos dias depois, podia vê-lo com meus próprios olhos. Se não tivesse o hábito de ler, nunca teria acesso àquela oportunidade.

Ler é saber e aprender.
Quem tem o hábito da leitura sempre tem
o conhecimento para ir mais longe.

Eu literalmente consegui ir mais longe, porque viajei cerca de 500 km de Cacoal até Porto Velho. O mesmo deputado conseguiu que a prefeitura liberasse um carro para me levar. Ao chegar em Porto Velho, parti de avião para Brasília. Foi uma viagem cheia de sonhos e muita esperança de voltar a andar.

A minha expectativa naquela época não era viver em cima de uma cadeira de rodas. O meu único pensamento era: "Estou indo para um hospital que vai me ensinar a ficar em pé. Vou andar novamente". Até então, não tinha noção de que estava paraplégica e que minha lesão era definitiva.

Entretanto, logo seria atingida por essa notícia.

Na Rede SARAH há uma equipe maravilhosa para abordagem e acolhimento no momento da chegada do paciente. Esse conceito é muito utilizado na medicina atualmente e foi como me senti naquele momento: acolhida. Fiz a primeira consulta de rotina, passei por uma triagem e fui internada. Já nos primeiros dias, passei a ter um acompanhamento psicológico e a fazer terapia.

Eu observava tudo muito atentamente. A enfermaria era uma só, feminina e masculina, para que os pacientes estivessem todos juntos e pudessem interagir entre si. Ninguém ficava sozinho, pois todas as atividades eram em grupo.

Após a primeira consulta, as seguintes mais pareciam aulas. O médico explicava sobre lesão medular, o que vai acontecer com o corpo no futuro e o que está acontecendo agora. A "aula" era coletiva. Cada médico falava para grupos de oito a dez pessoas. Foi um processo muito interessante para começar a entender o que era a paraplegia e a tetraplegia.

Na terceira consulta coletiva, chorei muito. Eu apenas chorava. As lágrimas saiam dos meus olhos e escorriam pelo rosto, mas não havia nenhum som. Nenhum grito ou escândalo. Nem a pessoa mais atenta naquela sala seria capaz de perceber que eu estava chorando.

Naquele momento, o médico explicava o que era uma lesão medular enquanto apontava para um desenho da coluna vertebral. Ele ensinou como funciona o impulso nervoso, o comando dos movimentos que acontece no cérebro, como esses comandos passam pela medula e seguem até os nervos periféricos. Em seguida, explicou que, quanto mais tempo tem a lesão, menor é a possibilidade de recuperação. Segundo ele, depois de um ano, a possibilidade é mínima. Já fazia dois anos desde o meu acidente, e ali eu finalmente entendi que não voltaria a andar.

A omissão dos médicos em Curitiba me fez acreditar que eu andaria novamente, mas tudo acabou naquele momento, naquela consulta. Toda a minha esperança e toda a minha força desapareceram. Foi um choque imenso saber que ficaria paraplégica para sempre.

Durante aquela explicação no meio dos outros pacientes, tive uma sensação de perda e uma dor horrorosa. Aquela não era a resposta que eu queria ouvir. Eles me falaram o contrário do que eu sonhava quando fui a Brasília. Doeu muito!

Ao final da consulta, o médico disse algo que me marcou bastante: "Ninguém pode dizer 'você não vai andar mais' com lesão parcial da medula. Porém, não existe um estudo sequer que garanta a recuperação dos movimentos. Então, não perca seu tempo, não deixe sua vida passar". Toda a equipe do SARAH pregava essa mensagem. Estar paraplégico não significa estar morto e trabalhar os movimentos era melhorar a qualidade de vida.

Aquele dia foi de sofrimento, de luto e de perda. Os pacientes eram monitorados o tempo inteiro na enfermaria. Logo, a enfermeira ligou para a psicóloga, que veio conversar comigo. No mesmo dia, fui encaminhada para uma sessão de terapia. A psicóloga me deixou falar, chorar, sofrer e me lamentar o quanto fosse necessário. Em determinado momento, eu indaguei:

—Eu não podia ter feito isso, tenho filho pequeno, tenho que estudar, não podia ter feito isso! E agora?

A psicóloga prontamente respondeu:

—Agora você vai fazer de uma forma diferente. Sentada! Por isso que você está aqui, reabilitando.

Aquilo me fez ver as coisas por outra perspectiva.

Eu não era mais a mesma pessoa, era a Maria sentada, de um ângulo diferente, vivendo uma nova história, uma nova experiência. No dia seguinte, já comecei a fazer tudo com mais vontade.

Foi muito importante chorar a dor da perda. "Já que não vou voltar a andar, tenho que aprender a me cuidar, porque não quero ficar sendo cuidada pelos outros", foram os pensamentos que me motivaram. Decidi arregaçar as mangas para me desenvolver o máximo possível.

A rotina do dia passou a ser bem regrada. Acordava cedo, tomava o café da manhã e, em seguida, o banho. Logo o grupo descia para fisioterapia ou para realizar algum exame. Todos os pacientes tinham um crachá com tudo anotado. Na sexta-feira, nós escolhíamos o cardápio da semana seguinte. Podíamos decidir o que comeríamos em todas as refeições. Eu estava adorando!

Nos primeiros dias, ainda não conseguia me cuidar sozinha, como outros pacientes que estavam lá há mais tempo. A enfermeira me ajudava a tomar banho, a descer e subir de volta ao andar da fisioterapia. Sempre em um grupo de cinco pacientes. Depois de alguns dias de adaptação, fui levada para conhecer o ginásio. Era um centro enorme em um espaço separado onde aconteciam as atividades. Lá dentro estava guardada a chance de reaver a minha liberdade.

A primeira atividade foi sentar e ganhar equilíbrio.

Sentar-me novamente sem cair para os lados como se fosse um bebê foi uma conquista enorme para mim. Foi uma sensação maravilhosa de vitória. Depois, vieram as transferências. Para o cadeirante, essa etapa é essencial no seu ganho de autonomia.

> ***A transferência consiste na habilidade da pessoa com deficiência sair sozinha da cadeira para a cama, sofá, banco do carro, para ir ao banheiro e para sair de cada um desses lugares e voltar para cadeira. Esse processo é o que permite o indivíduo transitar entre os lugares com independência.***

Foi um processo bem difícil, mas fui à luta. Precisei ganhar muita força nos braços, costas e abdome, mas, principalmente, confiança para acreditar que podia fazer tudo aquilo sozinha.

Vencer esse desafio foi uma das melhores conquistas da minha vida. Lembro de tantos dias em desespero, de querer sair da cama e não conseguir. Muitas vezes falava para os meus cuidadores: "Me ajuda a levantar, porque eu não aguento mais ficar aqui!" Era muito cansativo e não conseguia nem virar meu corpo de lado. Seja qual fosse a posição que estivesse, não conseguia me movimentar.

Ainda assim, não foi nada fácil. Foram sete semanas de bastante aprendizado. Nos primeiros trinta dias, fiz fisioterapia funcional, atividade na qual eles ensinam o paciente a sentar, ter equilíbrio no tronco superior para permanecer sentada sem encosto, a subida de degrau, como empinar a cadeira, como fazer as transferências, entre outros movimentos.

A primeira vez que saí da cadeira e me deitei na cama sozinha, foi uma vitória tão grande que era quase como se tivesse ficado de pé. Foi um novo passo na minha jornada. Aos poucos, comecei a ir para o banheiro e tomar banho sozinha. Minha liberdade e autonomia cresciam, devagarzinho, a cada dia.

Depois de voltar a realizar várias atividades do dia a dia sem precisar de ajuda, logo senti despertar em mim a vontade de me cuidar, de ler, de conversar com as pessoas. Era como se finalmente voltasse a ter prazer em viver.

Após sair do centro de fisioterapia, os pacientes subiam de volta para a enfermaria. Nós almoçávamos e descansávamos um pouco. Em seguida, já começavam as atividades da tarde. No final do dia, todos podiam desfrutar de uma hora de lazer na qual cada paciente decidia o que fazer. Eu sempre gostava de ir para a biblioteca ou para a sala de informática. Meu interesse pela leitura e pelo conhecimento estava mais vivo do que nunca. Para aqueles que ainda não podiam descer, os enfermeiros levavam o computador até a beira da cama para que eles também aproveitassem aquele momento.

Às 20h, grupos de cinco a seis pacientes podiam se reunir em uma sala para conversar à vontade e relaxar. Após às 21h, todos eram levados para suas camas e o horário de dormir era bem rígido. Ninguém podia ficar acordado, pois era muito importante descansar para realizar os exercícios e atividades do dia seguinte.

Tenho muitas lembranças dos pacientes que estiveram comigo naquela época. Conheci uma menina muito especial e lhe dei o apelido de "Amarelinha", pois ela adorava amarelo e era dançarina do programa do Leão Lobo. Ela estava lá porque havia sofrido um acidente e tinha ficado tetraplégica.

Eu ficava na cama ao lado da dela e conversávamos bastante todos os dias. Meu acidente aconteceu quase um ano antes do dela e, mesmo sendo paraplégica, não conseguia aceitar tão bem aquela realidade. Ainda chorava muito durante a noite, o que revelava que ainda não estava tão fortalecida assim. Já a Amarelinha lidava melhor com a situação, em menos tempo e em uma condição bem pior que a minha.

Depois de me ver chorando por não voltar a andar e estar na cadeira de rodas com uma lesão permanente, ela simplesmente disse:

— Se eu conseguisse levantar a minha mão, iria até aí te dar uns tapas.

— Como é que é? — respondi, rindo daquela situação.

— É isso mesmo! Sofri o acidente depois de você, já me casei e estou vivendo minha vida. Enquanto você continua aí se lamentando — esbravejou Amarelinha.

Achei engraçado a sua capacidade de fazer piada e ser irônica, mesmo diante daquela cruel realidade que enfrentávamos. Entretanto, as palavras dela me atingiram profundamente e me fizeram refletir. Ela continuou:

— Maria, comece a usufruir das oportunidades que você tem. Eu tive a oportunidade de me casar com o meu enfermeiro, e me casei! Continue a sua vida! Não pare! — aconselhou.

A partir desse dia, viramos grandes amigas. Depois das consultas, exames e outras atividades, voltávamos para o leito para descansar e eu começava a raciocinar sobre tudo o que tinha passado. Até que, um dia, Amarelinha falou para mim: "Quem me dera ter movimento nos braços para um dia pegar meu filho no colo, porque quero ser mãe". E aquilo me mostrou que eu também podia, bastava querer.

Durante minha reabilitação, pensava muito no meu filho, mas não tinha nenhum contato com ele. O que eu mais desejava era reaver a minha independência para poder estar com ele. Quanto mais eu tentava me aproximar dele, mais distante ele ficava, pois tudo o afastava de mim. Foi uma época muito difícil. Enquanto lutava para voltar a ser alguém, sofria com a ausência do meu filho. A saudade era esmagadora dentro do meu peito, mas ouvir Amarelinha falar daquela forma acendia em mim uma chama para continuar tentando e não desistir.

Foi um choque conhecê-la e ver que, mesmo tetraplégica, ela já estava com a vida reestruturada. Amarelinha havia começado tudo de novo e eu estava ali, presa ao passado, desejando viver e realizar o que não era mais possível. No SARAH, havia muitas histórias de pacientes com tetraplegia e insuficiência respiratória, pessoas que precisavam de oxigenoterapia para viver, mas eu estava ali, paraplégica, sem saber como.

Todos estes exemplos foram mais fortes do que o tapa que a Amarelinha não pôde me dar. Aprendi que estava na hora de acordar para a realidade.

A evolução que tive em apenas quarenta dias foi impressionante. Foram dias muito intensos de reabilitação, não apenas física, mas mental e psicológica. Era evidente a melhora de humor e de autoestima de todos os pacientes. A força do querer me movia novamente. Acredito muito nisso: quando se quer muito, é possível fazer tudo acontecer!

Durante esses quarenta dias, a gestão do hospital sempre programava visitas e até eventos para entreter e melhorar o ânimo dos pacientes, entre atrações de teatro e música. Foi muito marcante quando convidaram músicos de ópera para se apresentar para nós. Morei na roça quase a vida inteira e nunca tinha visto nada tão belo quanto aquilo. Foi uma época de muitas descobertas. Experimentei novas emoções que nunca havia sentido.

Lembro de uma peça muito diferente que assisti e me tocou bastante. Parecia com o que víamos na televisão. Todo o tempo que fiquei internada foi uma experiência transformadora.

Hoje, entendo e tenho convicção de que não foi apenas uma recuperação do meu corpo. Houve uma reconstrução emocional dentro de mim. Aquele período no SARAH permitiu o resgate da pessoa que estava ali dentro, perdida em um corpo paralisado. A partir do momento em que não tinha liberdade física, emocional, social, financeira, não me sentia mais como um ser humano. Não vivia mais, apenas vegetava em cima de uma cama.

Aquele resgate tirou o meu corpo da dor e da dependência dos outros. Deixei de ser paciente e voltei a ser alguém.

Estava com 22 anos enquanto tentava me reencontrar. Precisava me capacitar ao máximo para não ter de retornar à casa dos cuidadores e poder ter mais autonomia. Além da fisioterapia, que fazia diariamente, também recebi tratamento de vários psicólogos.

Hoje, médica, falo para os meus pacientes que todo mundo deveria fazer algum tipo de acompanhamento psicológico, pois um especialista pode nos direcionar a encontrar a solução para o mais difícil dos problemas. Às vezes, a porta está bem ali, mas não é possível visualizá-la quando estamos imersos em tanto sofrimento.

Essa é a conduta certa para quem deseja se reencontrar. Conversar com o amigo, com o vizinho ou com o colega de trabalho pode ajudar, mas não é o suficiente. O tratamento com o profissional é deixado de lado, pois as pessoas subestimam as questões que envolvem a saúde mental e costumam achar que podem resolvê-las sozinhas.

Viajar até o SARAH em busca de ajuda foi a melhor decisão que já tomei. O tempo que passei no centro de reabilitação foi a "virada de chave" na minha história. Deixei de apenas idealizar a retomada da minha vida, para realmente ir atrás desse sonho. Todos temos uma nova oportunidade a cada amanhecer, e cabe a nós decidir acordar ou continuar sonhando — e a vida vai passar rapidamente para quem continuar dormindo. Meu grande arrependimento é ter ficado parada por quase dois anos após o acidente em cima de uma cama, chorando e me lamentando. Perdi todo esse tempo enquanto poderia ter investido na minha recuperação.

Tudo estava indo muito bem até o dia em que recebi alta. Não conseguia aceitar porque era muito cômodo para mim estar ali, dentro do hospital, com fisioterapeuta, enfermagem, auxiliar de enfermagem. Quando acontecia qualquer problema, o médico estava à disposição na sala ao lado. Eu não queria ir embora!

Para receber alta, o paciente é avaliado por toda a equipe. Assistente social, psicóloga, fisioterapeuta, enfermeiro chefe e dois médicos têm que aprovar a saída do paciente e oferecer a ele uma série de orientações. Eles explicam como cuidar da bexiga e intestino para não sofrer com infecção, visto que o cadeirante passa muito tempo sentado. Aproveitam para relembrar vários outros cuidados com o corpo que já tinham sido ensinados durante a reabilitação. Depois de todas as recomendações, falei muito diretamente:

— Olha só... não vou sair daqui, não! Quem disse que estou preparada para enfrentar o mundo lá fora? Uma coisa é aprender e saber de tudo aqui dentro, onde tenho estrutura, acessibilidade, apoio. Sempre que preciso, tem um profissional disponível para mim. E lá fora? Na minha casa não tem acessibilidade. O que vou fazer? Quem vai me ajudar? — Eu estava apavorada com a ideia de sair da Rede SARAH e voltar para o mundo real.

— Você não pode pensar dessa forma! Nós ajudamos a reabilitar para que você possa viver a sua vida lá fora, não para continuar aqui. Aqui não é hotel. É um centro de reabilitação! — o médico tentou me convencer.

— Daqui eu não saio! — retruquei.

— Vamos fazer o seguinte, você vai ficar mais dez dias para entender que tem que fazer uma reabilitação para ir embora — negociou o doutor.

Durante esses dez dias, fiz várias práticas diferentes. Eles me colocaram para realizar atividades mais funcionais para viver na sociedade e todos os dias a psicóloga visitava o meu leito e conversava comigo: "Maria, o dia da sua alta está chegando. Você está preparada?", e eu respondia sempre: "Não, mas fazer o quê, né?".

Próximo ao dia da alta, eles solicitaram a cadeira de rodas que eu usaria para sair do hospital. Ainda tinha guardado o dinheiro do crochê que fazia para venda, mas era menos da metade do valor de uma cadeira naquela época. "E agora, o que vou fazer?", falei para o responsável da enfermaria. "Você tem que arrumar uma cadeira para ser liberada", respondeu o enfermeiro.

Resolvi entrar em contato com o pessoal da minha igreja na cidade onde morava para pedir ajuda. Quando souberam que eu estava precisando de assistência no hospital, me ajudaram a completar o valor e já recebi a cadeira no final do dia. Fiquei feliz da vida!

Quando a minha nova cadeira de rodas chegou, percebi que ela era diferente da cadeira que usei durante toda a reabilitação. Todas as manobras que havia aprendido para subir degrau, descer rampa, todas as habilidades ensinadas para viver na cadeira de rodas, eu tinha aprendido na cadeira deles.

Automaticamente, quando mudou de cadeira, mudou tudo. O peso e altura da cadeira eram diferentes. Pode parecer apenas um detalhe, mas essas características mudam tudo na vida do cadeirante. Quando ia empinar, eu caía, pois não tinha domínio da cadeira. Entrei em desespero.

"Não, agora não posso ir embora, tenho que ficar!", argumentei um dia antes de receber alta. O fisioterapeuta tranquilamente conversou comigo e garantiu: "Calma, em uma hora conseguimos te adaptar a essa cadeira e você vai conseguir coordenar todas as funções".

Estava muito estressada! Fiquei tão irritada que não conseguia fazer os movimentos na cadeira nova. O fisioterapeuta chamou a psicóloga, que novamente conversou comigo. Repassamos as técnicas de empinar a cadeira. Depois de três horas, já estava com controle total. Aquela pausa para respirar foi exatamente o que eu precisava.

Quando tudo parece dar errado, olhar somente para o problema nos faz enxergar apenas ele. Entretanto, como tinha pessoas capacitadas para me orientar, consegui focar na solução.

Rapidamente, consegui dominar essa cadeira, que está há mais de 20 anos comigo. Na manhã seguinte, finalmente recebi alta.

Saí do SARAH com um sentimento de plenitude. Imagine conquistar aquilo que você já tinha e não dava o mínimo valor? Essa era a sensação. Reaprendi a fazer tudo aquilo de que precisava para garantir minha independência. Se sentisse sede, agora eu mesma podia ir buscar um copo d'água. Se sentisse fome, podia sair da cama e preparar algo para comer. Se sentisse calor, podia tomar um banho sem ajuda de ninguém.

Lembro bem de estar presa em cima de uma cama e pedir: "Pode pegar um copo d'água para mim por favor?". E a pessoa responder: "Espera que agora eu estou ocupada! Quando terminar, levo sua água". Eu esperava vinte, trinta minutos, uma hora, e a água não vinha e eu ficava com sede.

Quando reconquistei essa autonomia, me senti realizada de novo. Cada coisa que conseguia fazer no meu dia a dia era como um renascimento. O simples fato de levantar do meu leito e tomar um café na mesa era algo maravilhoso, como ganhar vida de novo. A minha independência foi reconstruída dia após dia, com pequenas vitórias, até o momento em que pude dizer: "Agora, chega! Não preciso mais de ajuda!".

Hoje falo o quanto é bom poder ajudar as outras pessoas. Mas quando é você quem precisa de ajuda, a sensação é de impotência, de inutilidade. Sofri essa dor sem ter um cuidador que pudesse me incentivar, pelo contrário, me sentia sempre um incômodo que limitava a vida das pessoas ao meu redor. Quando penso em tudo o que conquistei após o meu acidente, o sentimento é de gratidão.

A partir do momento que fiz a primeira consulta no SARAH, nunca mais deixei de ser paciente. Aquele hospital e os profissionais que trabalharam ali mudaram a minha vida. Todos os anos vou para Brasília e faço um check-up completo.

Recentemente, estive lá para uma nova consulta e solicitei uma nova internação para aprender a subir sozinha na cadeira, em caso de queda. Já caí várias vezes, mas ainda não consigo sair do chão de volta para a cadeira. Na época da reabilitação, não pude fazer esse treinamento porque estava muito fraca. Porém, agora estou apta e desejo continuar aprendendo e me preparando para enfrentar qualquer situação.

Nesse ponto da jornada, a Maria que sou estava surgindo. Eu renascia como uma verdadeira fênix, pronta para encarar o mundo e a sociedade. Sabia que lutas viriam, mas estava forte o suficiente para enfrentá-las.

Foi fácil? Não foi. Quantos "tadinha" precisei ouvir? Muitos. "Tadinha, tão bonitinha em uma cadeira de rodas..." Essa foi a frase que mais escutei na minha vida. Porém, nunca deixei de retrucar: "Me oferece um sentimento mais bonito! 'Tadinha' não me serve!".

Nunca me deixei ser tratada com preconceito porque sempre estava pronta para me impor e superar todos os meus limites. Não aceitei outra pessoa me dizer "não" ou me olhar com indiferença por causa da minha deficiência.

Aprendi a ser eficiente o bastante e queria ser respeitada e amada pelo que era. Quando saí do SARAH e cheguei ao aeroporto em Rondônia, estava na minha cadeira nova, feliz da vida. Empinei a cadeira, dei uma volta e comemorei:

— Recomecei a minha vida!

— Cuidado! — falou minha irmã.

— Com o quê? Com a vida? Agora eu aprendi a viver — respondi.

Sair daquele hospital foi como renascer. A Maria nasceu.

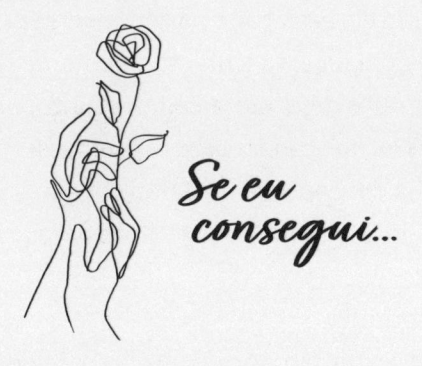

Se eu consegui...

A transferência é o passo mais difícil do processo de locomoção do cadeirante. É preciso buscar o equilíbrio para conseguir sair da cama para a cadeira apenas com a força dos braços e carregando as pernas instáveis, visto que elas não têm movimento. As pernas ficam "penduradas" e te puxam para baixo por causa da força da gravidade. O processo é bem difícil e requer força, equilíbrio e agilidade. Por essa razão, é preciso muito treinamento antes de ter êxito.

Na primeira transferência que tentei fazer, fiquei frustrada por não ter conseguido. Não tinha força o suficiente! Mas a minha vontade era maior que tudo. Depois de algumas tentativas, entendi que tinha uma habilidade envolvida ali. Era muito mais jeito e técnica do que necessariamente força. Depois de perceber isso, na terceira tentativa já consegui me sentar na cadeira. Foi uma felicidade enorme.

A partir daquele momento, não ficava mais deitada de forma alguma. Ninguém mais me segurava! Queria passear com a minha cadeira por todos os lugares.

Certo dia, cheguei em casa com um amigo e a esposa dele. Enquanto ele ia fechar o portão, eu entrava, na frente dele. Na entrada da casa tinha um pequeno degrau e eu precisava parar e empinar a cadeira para poder entrar. Todos os dias ele me esperava para fazer esse movimento, mas nesse dia em especial ele falou:

—Você é muito mole. Você sempre para na porta para poder entrar!

E eu respondi:

—Vamos ver, então, como você faz para entrar ali. — E não expliquei para ele a técnica para subir o degrau.

—É a coisa mais fácil que tem! —, ele subestimou. Eu me sentei no sofá e lhe ofereci minha cadeira para ele tentar subir. Sabe o que aconteceu? Ele caiu para trás com as pernas para o ar! Só o cadeirante sabe a dificuldade que é cada obstáculo e a força que é necessária para superá-los.

Quando estava fazendo estágio no hospital, na área de obstetrícia, aconteceu um episódio semelhante. O docente veio até mim e falou:

— Hoje você vai fazer um parto, senão eu não dou nota para você!

— Mas doutor, eu auxilio em tudo. Pegar o bebê, eu não posso, porque eu perco o equilíbrio! — expliquei.

— Não, ou você pega ou eu não te dou nota!

— Bom, então vamos fazer o seguinte, o senhor se senta na minha cadeira e o primeiro parto o senhor faz, ergue as pernas para cima, coloca o seu equilíbrio só no seu tronco e esquece que você tem perna, porque a partir do momento que você usar as suas pernas, você perdeu pontuação. Se você conseguir, eu faço sem nenhum problema.

Ele aceitou a proposta. Sentou-se na cadeira, levantou as pernas e avaliou a situação. Logo ele admitiu: "Realmente, não tem como segurar o bebê".

Aprender a fazer transferência foi o que me levou para o mundo, para a vida. Foi o dia que aprendi a sair da cama e me sentar na cadeira de rodas sem a ajuda de ninguém. Essa conquista será lembrada pelo resto da minha vida.

Se eu consegui sair da cama para lutar pela minha independência, por que outras pessoas não conseguiriam?

A gente não pode parar... de conquistar

Quando nos escondemos dos problemas e das dificuldades, eles não diminuem e nem desparecem. Se trancar dentro de casa e ficar na frente de uma televisão, na cozinha, de volta para a televisão, no quarto... não é a solução para nada! É preciso enfrentar a sociedade e seus obstáculos.

Quem está dormindo precisa acordar, buscar e apostar em novos projetos. Só assim nascem as novas conquistas.

Mas como isso é possível? Investindo em conhecimento. A partir do momento que se investe nisso, o futuro se enriquece de novas possibilidades.

Hoje tenho consciência de que o meu interesse pela leitura e informação foi o que me salvou. A Rede SARAH foi a oportunidade que encontrei para mudar de vida. Se não tivesse buscado esse conhecimento, ainda seria aquela paciente acamada. Mas tive que começar da estaca zero, sem estudo nenhum. Quando sofri o acidente, tinha apenas a quinta série, mas nunca desisti de estudar.

A vida sempre nos dá dois caminhos para seguir: continuar dormindo e sonhando ou acordar e fazer esses sonhos se tornarem realidade.

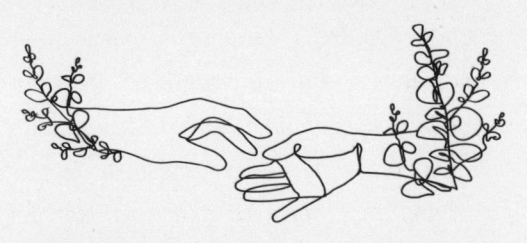

Ninguém se levanta só!

Ana é minha irmã mais nova, quase a caçula. Ela foi uma pessoa muito importante para mim nesse período de recuperação. Como ninguém se levanta só, eis aqui o depoimento dela:

> Eu me chamo Ana Cecília de Lima e sou a irmã mais nova da Maria. Atualmente, moro em uma chácara a 150 km de distância da cidade dela, mas somos muito próximas e nos falamos todos os dias por telefone.
>
> Na infância e na adolescência, a nossa convivência foi breve. Maria saiu de casa muito cedo e com 12 anos já trabalhava. Depois, ela se casou, morávamos muito longe e a comunicação naquela época era difícil. Nós nos falávamos raramente por cartas e em datas comemorativas, na casa da nossa mãe.
>
> Quando Maria sofreu o acidente, ela morava em Cacoal e nós ainda estávamos no sítio da família. Era um local muito isolado e só tínhamos notícias quando alguém ia à cidade. Fiquei sabendo sobre o acidente somente dois meses depois do ocorrido. Um vizinho viu Maria e nossa irmã Rosa no hospital e levou o recado até nós. Foi um susto! Fomos para Cacoal visitá-la e foi um choque.

Quando encontrei a Maria, saí do quarto e não aguentei segurar as lágrimas. Chorei bastante! Ao invés de acalmá-la, foi ela quem me acalmou. Nós não falamos muito. Apenas nos olhávamos. Eu não tinha coragem de perguntar o que tinha acontecido. Ela ficava deitada em um colchão na sala e nós começamos a conversar. Falávamos sobre diversos assuntos, menos sobre o acidente. Tinha medo de perguntar e fazê-la sofrer ainda mais.

Só pude visitá-la em Cacoal duas vezes, por causa da distância. Logo em seguida, ela se mudou para a casa de cuidadores, onde foi muito maltratada. O tempo passou, Maria retomou as rédeas de sua vida e foi para o Sarah Kubitschek. Quando ela voltou para Ji-Paraná, para morar com nossa mãe, foi a época em que ficamos bem próximas e pude conviver mais com a minha irmã.

Maria é uma mulher humilde, sonhadora e que não desistiu da vida. Nós éramos muito pobres e ela foi à luta muito cedo. Mesmo depois de sofrer um acidente infeliz que poderia ter ceifado sua vida, ela buscou sua reabilitação e depois foi estudar. Muitos diziam que ela estava acabada, mas ela venceu a depressão e se reergueu. Ela é um exemplo de luta e superação.

Toda a nossa família tem muito orgulho da Maria, porque ela venceu e hoje é a nossa inspiração. Entre os irmãos, Maria é o braço direito da família e quem mais ajuda os nossos pais. Depois de tudo o que aconteceu, talvez ela precisasse de ajuda para o resto da vida, mas virou o jogo e hoje todos podemos contar com uma mulher tão forte e guerreira.

Ana Cecília de Lima

capítulo 4

DIGO EU... DEUS ESCREVE CERTO E AS LINHAS EU APRUMO

Tomar decisões diante das oportunidades é um direito

"Nossa maior fraqueza está em desistir. O caminho mais certo de vencer é tentar mais uma vez."
Thomas Edison

Sair do SARAH foi como enxergar o que seria minha vida dali em diante.

Quando fui embora do hospital, comecei a entender que iria dar cores à minha história. Para isso, precisava recuperar a minha independência. Decidi não retornar para Cacoal, e sim para Ji-Paraná. Cheguei no meio da madrugada, com muitas ideias, desejos e uma vontade enorme de mudar a vida.

Ainda no aeroporto, estava muito animada e minha irmã estava lá para me receber. Ao me encontrar, ela disse:

— Nossa! A essa hora você está com toda essa empolgação, enquanto eu estou tão cansada.

Fomos para a sua casa e logo falei:

— Não quero e não posso voltar atrás! Todo esse tempo e tudo que conquistei no processo de reabilitação não pode ser em vão. Não quero mais ser dependente de ninguém.

Como ainda não podia morar sozinha, fomos morar juntas.

Depois de poucos dias, tomei outra decisão importante: queria voltar a estudar. Entretanto, a escola era longe e eu não conseguia me locomover sozinha. Ainda estava muito fraca e começando a me adaptar com a nova rotina na cadeira de rodas, depois de tudo que aprendi no SARAH. Por outro lado, todos percebiam que eu estava mais independente, cuidando da minha aparência e com um semblante diferente. Não era mais uma "paciente" dentro de casa, que precisava de cuidados a todo momento.

Minha irmã, ao se sentir segura comigo e confiante na minha autonomia, começou a viajar. Ela deixava as crianças aos meus cuidados e isso me fazia bem, pois eu me sentia útil. Ficava responsável por cuidar dos meus sobrinhos por dez ou até quinze dias quando ela estava fora. Enquanto isso, só pensava em estudar. Se passou mais de um ano e eu ainda não tinha encontrado uma forma de voltar para a escola.

Tudo na minha rotina mudou quando retornei de Brasília. A realidade que vivi no SARAH foi completamente diferente, porque lá era um ambiente totalmente adaptado, mas, no mundo real, não há adaptação nenhuma. A casa da minha irmã era alta e tinha muitos degraus que dificultavam o simples ato de entrar e sair de casa. Até dar uma voltinha no quintal era complicado. Sempre precisava da ajuda de duas pessoas, porque todos aqueles degraus eram um obstáculo muito grande. Além disso, a porta do banheiro era muito estreita e não era possível passar com a cadeira. Tinha de me esforçar muito para lidar com tudo aquilo.

A casa não tinha o mínimo de acessibilidade, mas conseguia fazer as transferências. Essa foi uma grande vitória conquistada no processo de reabilitação. Conseguia me sentar no sofá sozinha e, se quisesse me deitar um pouco na cama, também já conseguia fazer sem ajuda. Aos poucos, começava a adquirir minha independência. Podia sair da casa para uma área no fundo do terreno, que era mais arejada, graças a uma rampa que meu cunhado instalou, mas ainda me sentia muito limitada. Logo, percebi que aquele lugar era inviável e, após cerca de dois anos, nós alugaríamos outra casa para morar.

Nessa época, acontecia uma disputa entre o pensamento positivo e o negativo. Uma briga constante dentro de mim com meus sentimentos. "Será que vou conseguir ser independente, superar minhas limitações e ser vista pela sociedade como mulher no meio de tanta dificuldade? Não! Como assim? Vou conseguir, sim!". Muitas dúvidas e questionamentos surgiam a todo momento.

Ainda chorava muito e estava depressiva, mas a vontade de transformar minha vida era muito maior do que a tribulação.

Fui muito bem recebida na casa da minha irmã, mas não foi um período nada fácil. Sentia-me uma intrusa no meio de sua família e sempre achava que estava incomodando. Além das minhas limitações físicas, havia uma limitação estrutural e financeira. Nessa época, não estava trabalhando e recebia um salário mínimo de aposentadoria. Não conseguia ter o mínimo de conforto e precisava gastar muito com minha saúde, assim como toda pessoa com deficiência. Não tínhamos ar-condicionado em uma região tão quente do Brasil, havia apenas uma televisão bem antiga na sala e nem sequer sabíamos o que era um celular. Foi um tempo muito difícil e de muito sofrimento.

Por outro lado, a relação com minha irmã era mais do que perfeita. Meu cunhado me apoiava bastante, embora fosse ausente, porque trabalhava muito, viajava e não ficava tanto em casa. Já ela era muito próxima a mim, me dava muita força e era sempre uma pessoa muito bem-humorada, então levava tudo na brincadeira, mesmo quando estava chateada ou triste.

Na casa também havia um bebezinho de 2 anos que nasceu na época do meu acidente. Como estava distante do meu filho e ajudava sempre a cuidar desse sobrinho, acabei me conectando muito a ele. Todos os dias, cuidava dele como se fosse meu próprio filho. Sentia como se estivéssemos aprendendo juntos a ver o mundo e ele me dava bastante força, porque tive que reaprender a cuidar de mim. Os outros sobrinhos tinham 7 e 10 anos, e eu cuidava de todos eles quando seus pais viajavam. Ganhei uma linda família ali.

Com o passar do tempo, o sobrinho cresceu, começou a falar e a me chamar de mãe. A nossa ligação era muito forte porque era eu quem estava diariamente com ele. Logo se tornou meu segundo filho e, durante os anos que se passaram, convivemos de maneira bem próxima. Quando nos afastamos, ele já tinha por volta de 6 anos, mas até hoje sinto por ele muito amor e carinho de mãe.

Se eu conseguia cuidar dos meus sobrinhos, por que não tinha o direito de cuidar do meu filho? Era o que passava pela minha cabeça. Sempre desejei ser mãe e me tiraram esse sonho. Foi tomada de mim a oportunidade de criar meu filho, e isso me doía bastante. Lembrar disso me deixava mais fraca para os afazeres do dia a dia e ter uma cicatriz emocional como essa me abalava imensamente.

Nessa época, meu filho tinha 5 anos e residia em Alvorada com o pai. Como já mencionei, perdi a sua guarda por estar hospitalizada e não comparecer à audiência. Uma vez por ano ou a cada seis meses, conseguia entrar em contato com a vizinha dele para saber notícias, pois não conseguia ir até lá e o pai dele não o trazia para me ver.

O caso demorou anos para ser julgado e, no fim, o pai ganhou a guarda. Eu nunca fui ouvida pelo juiz. Depois de me reabilitar, procurei um advogado para entrar com recurso, mas àquela altura meu filho já tinha idade para escolher com quem gostaria de ficar. Ele tinha então 14 anos. Eu o chamei para uma conversa e contei tudo o que tinha acontecido. Perguntei se ele queria vir morar comigo, e ele disse que não. Hoje ele já é maior de idade e temos uma boa relação.

Mas, enquanto tudo isso acontecia, minha irmã voltou a estudar! Quando ela saía para assistir às aulas, eu ficava cuidando das crianças, mas também queria ir à escola. Falei muito sobre isso e insisti, até que ela cedeu: "Tudo bem! Nós duas vamos estudar", disse. As crianças já estavam maiores, meu cunhado deixou de viajar tanto e ficava com elas à noite, enquanto estávamos fora.

Foi assim que, aos 24 anos, retomei os estudos na quinta série. Essa foi a segunda decisão que, de fato, mudaria a minha vida para sempre.

Muito tempo tinha se passado desde o acidente. Voltei a estudar, a sair de casa todos os dias e a me socializar com outras pessoas. Fiz a matrícula para o turno da noite no supletivo, a fim de adiantar os estudos. Porém, eu morava em um bairro que não tinha muita estrutura: as ruas não eram asfaltadas, a casa da minha irmã era longe do colégio e não havia nenhum meio de transporte para chegar lá. Começou, então, uma nova batalha.

> **Ir para o colégio todos os dias em uma cadeira de rodas, com uns caderninhos em cima do colo e no meio daquela poeira, foi um desafio que nunca esquecerei.**

Fiz uma luva de crochê para não sujar tanto as mãos, mas sempre chegava lá com a cadeira muito suja. Tentava lavar as mãos rapidamente em uma torneira que tinha no pátio e seguia para a aula. Mesmo com todas as dificuldades, vivi essa experiência intensamente.

Fui líder da sala, fiz amizade com vários colegas, organizei os trabalhos, os eventos. Também fiz toda a cotação de preços para a nossa festa de formatura. Sempre participava das atividades e todos me respeitavam. Foi uma fase de muitas conquistas. Desde o acidente, tinha perdido todos os meus amigos e, na escola, pude me relacionar com novas pessoas. Era muito bom ter uma sala cheia de gente que torcia por mim.

Essa foi uma época decisiva na minha vida. Todos os dias, quando ia para a escola, encontrava pessoas que passavam por mim e falavam: "Aonde você vai, menina? Volta para casa! Você está doida? Onde já se viu, aleijada saindo sozinha?". Não aceitava aquelas palavras, mas elas se repetiam: "Ah, que dó! Tão bonitinha em uma cadeira de rodas!". Todavia, eu respondia, ainda mais alto:

"Oferece um sentimento mais bonito para mim, porque estou indo buscar os meus sonhos".

Nunca aceitei ser tratada como coitadinha. Depois de sair do SARAH, conquistei esse novo olhar. Só estava vendo as coisas de outro ângulo, agora sentada, mas continuava sendo a Maria.

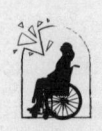

Depois de dois anos, eu me formei no ensino fundamental, mas naquele colégio não tinha o ensino médio. Para continuar estudando, a escola mais próxima ficava a 6 km de distância e eu não tinha transporte.

Começou uma nova tormenta, mas quem tem amigos nunca está sozinho. Passei as férias inteiras pensando em como resolver essa situação. Quando chegou a época de inscrição, recebi o recado de dois colegas: "Faz a sua inscrição no mesmo colégio que nós vamos estudar, pois daremos carona para você". Todos os dias, eles passavam na minha casa e me levavam de carro.

Estudamos juntos e mantivemos essa rotina durante um ano. Nesse novo colégio conheci novas pessoas e descobri que gostava de matemática! Também voltei a trabalhar. Até então, não tinha voltado ao mercado de trabalho devido às minhas limitações e à estrutura de uma cidade que não tinha acessibilidade. Arrumei um trabalho de manicure e logo consegui várias clientes.

Nessa época, morava com meus pais, que tinham saído do sítio para morar na cidade, ao lado da casa da minha irmã. Apesar das alegrias da minha nova vida, aquele foi um ano bem difícil, porque meu pai não aceitava que eu tivesse vida social. Ele achava que, por estar em uma cadeira de rodas, deveria ficar sempre em casa. Ele falava: "Menina, o que você vai fazer na rua?". Porém, eu queria sair à noite e aproveitar minha juventude.

Além do trabalho e da escola, passei a sair para algumas festas, para me divertir com os amigos. Houve bastante resistência por parte da minha família em me ver como uma mulher adulta. Estava com 26 anos e tentava fazê-los entender que estava recuperada e poderia me cuidar sozinha. Minha mãe era mais compreensiva, mas meu pai queria comandar tudo. Sempre os respeitei muito, porém, cobrar deles respeito por mim foi muito difícil.

Meu pai não me via como uma pessoa, e sim como uma "aleijada", e até se referia a mim usando este termo. Isso me deixava furiosa: "O senhor vai me chamar de aleijada? Eu não sou aleijada!", eu dizia. No entanto, essa era a única palavra que ele conhecia. Aquilo me deixava muito triste. Doía mais do que um tapa na cara.

Por outro lado, eu tinha muitos amigos e sempre saíamos quando era aniversário de alguém ou apenas para comer um churrasquinho e ouvir música. Aqueles momentos me faziam feliz e eu podia esquecer de tudo por algumas horas.

> **Estava começando a me sentir mulher de novo, a me sentir bonita, a sentir prazer em me arrumar.**

Alguns homens se aproximavam para conversar, mas sempre pareciam meio assustados. O assunto principal sempre era a cadeira de rodas e a minha deficiência. Aquilo me aborrecia muito e o pretendente logo era descartado. Porém, sair de casa, conhecer pessoas, flertar e me abrir para novos relacionamentos também faziam parte do meu processo de reconstrução.

De uma dessas festas com amigos, veio o meu segundo casamento.

Fui a um coquetel e aquele homem me abordou. Ele era um pouco mais velho e era paraplégico, assim como eu. Começamos a conversar e passamos o evento inteiro nos conhecendo. Depois dos assuntos mais diversos, o evento terminou e me dei conta de que tinha conversado apenas com ele a noite inteira e não percebi o tempo passar. Fui embora sem trocar nenhum contato com ele, telefone, endereço, nada. Sabia apenas que ele era de uma cidade próxima. No dia seguinte, lamentei ter perdido a oportunidade de ter um amigo, um futuro namorado ou até marido, pois havia gostado muito dele.

Um ano e meio depois dessa festa, ainda tentava encontrar o contato dele com seus amigos, até que um dia finalmente consegui, depois de várias tentativas frustradas. Deitei-me na cama e dei risadas de felicidade, pois aquilo foi uma bela conquista! Liguei para ele e uma senhora atendeu. Por um instante, pensei que ele fosse casado, mas ela me disse para ligar novamente às 12h, que ele teria chegado do trabalho. Assim o fiz, e, quando ele atendeu, perguntei se lembrava de mim e daquela noite.

Ele prontamente respondeu:

— Lembro de você, sim! Jamais seria capaz de esquecer uma loira feito você!

Ele trabalhava com motos adaptadas para pessoas com deficiência. Usei esse assunto para me aproximar e ele logo me convidou: "Venha até a minha oficina que aqui posso te orientar melhor e te levar para ver como é feita a adaptação da moto. Assim, você pode experimentar e descobrir se consegue ficar sentada e se realmente vale a pena. Não será fácil porque você é paraplégica, então tem que pensar um pouco melhor". Fui para lá e passei o final de semana com ele. Pudemos nos conhecer melhor e eu só conseguia sentir muita admiração. Ele era uma pessoa fantástica.

Na hora de ir embora, em vez de me deixar na rodoviária, ele veio me deixar em casa. Durante a semana, me ligou e pediu para passar o final de semana lá novamente e eu fui. Logo começamos a namorar. Ele já tinha se casado duas vezes, enquanto eu tinha passado por um relacionamento abusivo, perturbador e desastroso. Por isso eu ainda tinha muito receio de me casar de novo.

Nosso relacionamento seguiu sem nenhum tipo de pressão ou cobrança. Eu continuava estudando, trabalhando e, aos sábados, ele vinha me buscar às 19h e me trazia de volta para casa no fim da tarde do domingo. Essa passou a ser minha rotina nos finais de semana.

Mas meu pai ficou furioso quando descobriu o namoro. Ele esbravejava: "Onde já se viu! Uma mulher que já foi casada não namora!". Não dei ouvidos e, para resolver esse problema, marquei um almoço e apresentei meu namorado para ele. Ao conhecê-lo, meu pai logo o respeitou e nunca mais reclamou.

Namoramos pouco mais de um ano, até que ele construiu uma casa totalmente adaptada para nós. Quando a construção estava terminando, ele me levou até lá e me surpreendeu ao apresentar a casa: "Quero você venha morar comigo! Esse será o nosso lar". Não havia planos de casamento, mas poderíamos morar juntos. Ele já não era tão jovem e não queria mais ficar de "namorico" e me ver apenas nos finais de semana. Entretanto, eu achava muito cedo para dar esse passo e ainda não me sentia preparada.

Enrolei ele por quase um ano. Dizia que precisava terminar meus estudos. No final do ano letivo, fiquei de férias e ele se mudou para a casa nova. Ele me ligou e me deu um ultimato:

— Estou te ligando para saber se você vai morar comigo, porque, se não quiser, está tudo terminado.

— Terminado? Como assim? O que você quer dizer? — Fiquei sem saber o que falar.

— Estou indo te buscar agora. Se você quiser vir, continuaremos nosso relacionamento. Se não, está terminado.

— Agora? — ainda estava sem acreditar.

Liguei para as minhas irmãs e pedi ajuda para arrumar minhas roupas. Elas não entenderam o que estava acontecendo. Expliquei que estava indo embora e elas correram para minha casa desesperadas. "Que casamento mais estranho é esse?", perguntou Rosa. "Oxe! Não vou perder meu namorado", respondi. Ele chegou lá debaixo de muita chuva. Coloquei minhas malas no carro dele e fui embora.

Começamos a morar juntos na casa nova e essa foi uma parte muito boa da minha vida. Toda a falta de estrutura que vivi durante tantos anos não existia mais. Agora estava em uma casa confortável e com toda a acessibilidade. A companhia dele era maravilhosa, e minha vida finalmente tinha mudado. Ele me dava muita segurança, até o dia em que tirou o meu sonho de mim mais uma vez: "Não quero que você estude mais", ele disse.

Assim como nas histórias de terror de meu pai, essa assombração me perseguiu a vida inteira. Todavia, não era mais uma menina amedrontada. Respondi firmemente:

"Você não quer que eu estude? Me tirou da minha casa para falar que não quer que eu estude? O que foi que eu sempre falei para você? Que não me casaria com homem nenhum que quisesse me dominar!"

Àquela altura, já tinha autoridade sobre mim mesma, apesar de tudo que ele tinha a me oferecer. Mesmo com todo o meu amor por ele, agora sabia falar não! Era forte o suficiente para isso. Então, eu disse sem hesitação: "Quero terminar!".

Diante da ameaça de término, ele cedeu e comecei a cursar o terceiro ano do ensino médio. Estava tão perto de terminar meus estudos! Entretanto, ele não queria que fosse às aulas do supletivo, que aconteciam apenas no turno da noite. Então, fui estudar com as turmas adolescentes durante o dia, e agora tinha todo tempo disponível para me dedicar a isso. Tinha comprado uma cadeira motorizada e ia para a escola tranquilamente. O colégio não era tão perto, mas as ruas eram asfaltadas e conseguia me locomover sem sofrimento.

Confesso que estudar com os adolescentes foi muito bom para mim, pois pude entender e viver uma fase que não vivi. Na minha adolescência, trabalhei bastante e passei por muitas privações. Ter uma rotina leve, com brincadeiras e amizades com aqueles colegas tão jovens foi uma época que deixou saudade.

Mas, como tudo que é bom dura pouco...

Tive um casamento muito sólido, baseado no respeito e no amor. Até hoje, é difícil para mim falar sobre ele. O tempo passou, terminei o terceiro ano e ele ficou doente. Foi uma época de muito sofrimento. Houve toda uma adaptação à nova rotina. Idas e vindas para o hospital e muitas brigas para ficar ao seu lado o tempo inteiro durante o tratamento.

Ele foi diagnosticado com insuficiência renal crônica. Logo, começou a fazer hemodiálise. Passou um ano e meio fazendo as sessões religiosamente, mas não resistiu. Fomos casados por quase cinco anos e o perdi para uma doença. Como dizem... é a vida.

Experimentei com ele um relacionamento completamente diferente do primeiro. Uma outra realidade. Achei que nunca mais conseguiria me relacionar com ninguém, porque nossa união era uma parceria muito forte.

Quando tentou me impedir de estudar, ele falou: "Por que você vai estudar? Para trabalhar para os outros? Não! Vamos trabalhar juntos! Você cuida da parte financeira da minha empresa e eu cuido dos funcionários". Assim, quando terminei o terceiro ano, desisti de fazer faculdade, depois de tanto ele insistir para que trabalhássemos juntos.

Ele tinha talento para os negócios e acredito que foi dele que herdei o interesse por empreendedorismo. Ele costumava dizer: "É preciso fazer com que sua vida trabalhe para você". Era uma pessoa muito sábia e me orientava muito.

Tinha sofrido o seu acidente há 30 anos, então tinha muita experiência. Enfrentou uma época difícil em que não existia acessibilidade nenhuma e nem respeito da sociedade. A probabilidade de uma pessoa paraplégica se invalidar era muito grande, mas ele conseguiu ser independente.

Morava sozinho, não tinha familiares próximos, fundou sua própria empresa e tinha uma vida estável. Era muito respeitado na cidade e era presidente da associação de deficientes do município. Estava sempre integrado com a sua comunidade e ajudando outras pessoas.

> **Sua história e seu exemplo me deram a visão de que não estamos neste mundo só para viver, mas também para servir.**

Depois do falecimento do meu marido, comecei a brigar com Deus novamente.

Entrei em depressão mais uma vez. Tinha conquistado tanto e agora me via no fundo do poço outra vez! Meu pai foi até minha casa e tentou me levar de volta, mas eu não aceitei. Permaneci na casa que meu marido construiu para nós com tanto empenho e amor.

Ele gostava muito de comer e eu amo cozinhar. Se não tivesse me tornado médica, certamente seria uma bela cozinheira. Quando fazia o almoço, ele se sentava à mesa e comia com muita vontade. Todos os dias. Eu adorava ver isso.

Após sua morte, já não conseguia mais cozinhar. Quando ligava o fogão, as lembranças eram tão fortes que não conseguia conter as lágrimas. O luto é um sofrimento horroroso. É uma dor que corrói a alma. Você se sente morrendo com aquela pessoa que se foi.

Meu marido mudou minha história e eu me sentia dependente dele. Achava que, sem ele, minha vida jamais voltaria a ser o que era, porém, ele me preparou para que eu não voltasse à estaca zero. Quando ficou doente, ele me alertou: "Você terá que tomar muito cuidado daqui em diante. Quando eu não estiver mais aqui para te ajudar e proteger, aparecerão muitos oportunistas, porque você é nova e bonita. Fique atenta!". Não aceitava que ele me desse essas instruções, já prevendo sua partida. Porém, depois que ele faleceu, comecei a entender o que me dizia.

Foi um período de muito sofrimento. Continuei morando sozinha e comecei a ter pesadelos frequentemente, pois era uma pessoa muito medrosa. Instalei câmeras pela casa, coloquei alarme nas portas, cerca elétrica. Quando algum animal ou galho de árvore disparava a cerca elétrica, eu entrava em pânico. Cozinhava apenas macarrão instantâneo e essa era minha única refeição. Passei quatro meses me alimentando dessa forma, apenas café e macarrão. Passava o dia inteiro na cama, assistindo a filmes e chorando.

Vivi dessa forma por um bom tempo e saía somente para regar as plantas que ele tinha deixado. Afinal de contas, aquelas plantinhas eram a sua paixão.

Acabei ficando doente por conta dessa rotina e isso me despertou: "O que estou fazendo da minha vida? Estou viva! Se eu não cuidar de mim, quem vai?"

Fui para o hospital e fiquei internada. Morava sozinha naquele município e não tinha ninguém para me ajudar. Eu precisava voltar a viver mais uma vez.

Antes de ele partir, tirei minha carteira de motorista. Ele queria que eu aprendesse a dirigir porque já não estava bem e não podia mais me levar aos lugares. Quando ele faleceu, eu já dirigia bem e era totalmente independente. Depois que passei um tempo internada, comecei a sair e perceber que a minha vida tinha que continuar.

Passaram-se seis meses do falecimento do meu marido. Ainda era muito difícil, mas eu dirigia para outros municípios, visitava o clube com piscina e visitava minha mãe em Ji-Paraná.

Pensava: "Vou ficar nessa vida até quando?". Mas passei mais um ano dessa maneira. Como não conseguia cozinhar, eu me levantava cedo para ir a uma padaria pertinho de casa, tomava café e voltava. Saía novamente para algum restaurante e ia almoçar. Voltava e dormia a tarde inteira.

Ao acordar, me sentava em frente ao computador e passava algum tempo navegando na internet. Fazia um lanche e, à noite, voltava para cama e assistia a mais filmes. Os dias se repetiam e pareciam todos iguais, até o momento em que confessei a mim mesma: "Não aguento mais isso. Não dou conta de viver essa vida".

*__Fato é que Deus escreve certo
e as linhas eu aprumo.__*

Essa era a forma que eu enxergava as coisas. As dificuldades surgiam, mas Deus me dava as oportunidades para recomeçar. Sempre existia solução para cada um dos problemas que apareciam no meu caminho, e dessa vez não seria diferente.

Nunca permaneci muito tempo estacionada, lamentando e sofrendo. Nunca me conformei com as tragédias da minha vida. Ser tratada com desprezo, desmerecimento e preconceito era inaceitável. Passei alguns anos sendo vítima, sendo massacrada e desrespeitada, mas isso não me pertencia mais. Sempre dei um jeito de sair das dificuldades.

Era hora de ir à luta novamente, porque não aceito ser infeliz.

Se eu consegui...

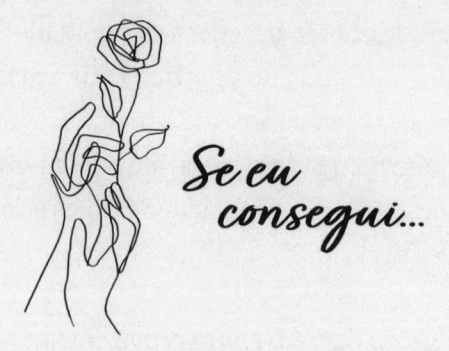

Alguns amigos da escola formaram um grupinho na hora de ir embora e sempre voltávamos para casa todos juntos. O caminho deles ficava no sentido contrário ao meu, mas todos os dias eles iam comigo até a porta da minha casa. Nos divertíamos muito.

Durante o inverno, as chuvas faziam as ruas de terra batida ficarem cheias de barro. Quando minha irmã não podia ir à escola, eu até colocava meus cadernos no colo, saía de casa uns trinta minutos mais cedo e conseguia chegar a tempo. Era bem cansativo ir sozinha, porém, com o barro, era inviável, pois ele prende as rodas da cadeira e fica impossível de se locomover. Além disso, ainda tinha aqueles quebra-molas de terra, que eram feitos sem consideração por uma pessoa idosa ou um cadeirante que poderia passar por ali.

Certo dia, estava na sala de aula e choveu tanto que a diretora da escola mandou me chamarem para ir à direção. "Meu Deus, o que foi que eu aprontei?", pensei. Todos ficaram espantados. Por que eu estava sendo mandada para a direção? Meus amigos me acompanharam até a sala da diretora, que logo explicou:

— Calma, gente! Pedi para a Maria vir aqui hoje porque nós duas vamos dormir na diretoria hoje. Tem um sofá para mim e um para você. Se tivesse condições de você ir para casa, eu levaria você de carro até lá, mas as ruas estão alagadas.

Olhei para os meus amigos e respondi:

— Acha mesmo que eu vou dormir aqui? De jeito nenhum.

A diretora saiu da sala para resolver outros assuntos e liberou todos os alunos para irem para casa também, por conta da forte chuva.

Antes de sair, ela avisou ao porteiro para que não me permitisse sair da escola. No entanto, quando a diretora deu as costas, rapidamente convenci meus amigos: "Gente, é agora! Vamos embora!". Eles tiveram a ideia de formar uma roda comigo no centro para passar pelo portão sem que ninguém me visse. Fizeram aquela muvuca, me esconderam e conseguiram me tirar do colégio. A diretora não percebeu e fomos embora.

O grupo era formado por cerca de vinte alunos naquela chuva intensa. Ao chegar a uns 100 metros da minha casa, havia muita água e estava muito escuro! Quatro meninos, dois na frente e dois atrás, ergueram minha cadeira e começamos a atravessar aquela correnteza que tinha se formado na rua. Quando chegamos na metade, comecei a gritar: "Meu Deus do céu! Estou entrando dentro de um rio!". O nível da água alcançava a minha cintura, mas eles conseguiram me deixar dentro de casa.

Tomei um banho, deitei-me na cama e comecei a chorar. "Eu não quero essa vida para mim! Vida de sofrimento, de tantas dificuldades, eu não aceito isso!". Comecei a brigar com Deus, mas se Ele me permitiu passar por aquela experiência, também me deu forças e sabedoria para superá-la. Se Ele me deu o problema, ia ter que me dar a solução. Naquela noite, briguei muito com Deus, porque não aceitava mais aquela realidade.

Não tenho mais contato com esses amigos, mas eles estão muito bem registrados na minha memória. Depois dessa aventura, não consegui ir à escola por alguns dias porque a minha cadeira estava molhada e não secava, pois não havia sol o suficiente naquela semana. Falei para Deus: "Se o Senhor mandar outra chuva dessa, prometo que te escuto e não volto mais a estudar". Depois daqueles três ou quatro dias de muita chuva, acabou o inverno e veio o calor. Nunca mais houve uma enchente semelhante enquanto morei naquela casa.

Apesar de todas as adversidades, hoje me lembro com carinho dessa história, pois, se não tivesse passado por tudo isso, não seria agora uma pessoa bem resolvida que não se desespera perante as dificuldades.

A vida não é perfeita. Sempre falo para as pessoas: "Não busque perfeição. Se você gosta da rosa, do perfume dela, você tem que saber que ali tem uns espinhos. Na hora da colheita, você corre o risco de se ferir". Então, a vida é cheia de obstáculos, mas se você estiver bem resolvido, souber o seu limite e onde quer chegar, as dificuldades passarão.

A gente não pode parar... de ultrapassar os limites!

Quando aceitamos as dificuldades, nos conformamos diante delas. Quem é que não tem alguma limitação? Seja cognitiva, financeira, física, emocional ou psíquica? A decisão de não aceitar essa limitação é o que nos faz virar o jogo e nos dá forças para ir além da nossa capacidade. Muitas vezes ficamos nos lamentando ao invés de agir. Apenas falar e reclamar não resolve os problemas. É preciso traçar metas e executá-las.

Para fazer planos e pensar no que vem a seguir, é necessário compreender que existem dois momentos da vida que não pertencem a nós: o passado e o futuro.

O passado não volta mais e o futuro ainda é um mistério. O hoje é o que fazemos para mudar o curso das nossas vidas. Não é possível alterar o passado, porém o final da história está nas nossas mãos.

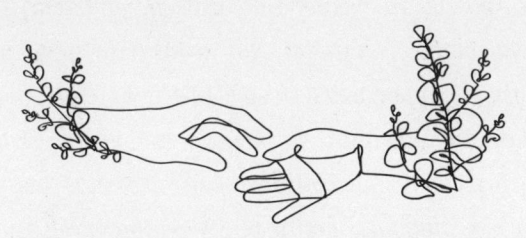

Ninguém se levanta só!

Madalena é minha irmã caçulinha, com quem morei junto a meu pai e minha mãe durante meu retorno a Ji-Paraná. Ela foi uma pessoa muito importante para mim nesse período de retomada da minha vida. Como ninguém se levanta só, eis aqui o depoimento dela:

> Eu me chamo Madalena Lima, irmã mais nova dos oito filhos de meus pais. Sou enfermeira e resido em Manaus. Maria e eu somos muito próximas e posso dizer que ela é mais do que uma irmã. Somos grandes amigas e conversamos sobre tudo. Toda a sua história é uma enorme inspiração para mim e para nossa família.
> Na época do acidente da Maria, eu ainda era criança e morávamos no sítio. Quando a notícia do ocorrido chegou até nós, não consegui entender o que estava acontecendo e nem compreendia a gravidade da situação, mas lembro vividamente dos meus pais e da minha irmã Rosa desesperados. O estado de saúde dela era gravíssimo e todos estavam com muito medo de perdê-la. As pessoas choravam pela casa e eu também chorava, contagiada pelo clima de tensão, mesmo sem saber ao certo o que se passava.
> Anos depois, nós voltamos a morar juntas em Ji-Paraná e ela começou a estudar. Nós íamos para escola todos os dias e eu empurrava a sua cadeira bem simples para todo lugar. Em tudo que a Maria fazia, estávamos lado a lado. Ela brincava comigo e dizia que eu era as suas "perninhas". Nós nos ajudamos muito e pude aprender muito com ela durante esses anos de tão estreita parceria.
> Durante a nossa convivência, vi a Maria sofrer muito preconceito, mas ela nunca se deixou abater e isso me faz admirá-la ainda mais. Sempre com um sorriso no rosto, não abaixava a cabeça e jamais aceitava os absurdos que ouvia

diariamente. Uma mulher forte e gigante, mesmo sentada em uma cadeira. As pessoas a viam como uma "estranha", porém, ela não deixou de se enxergar como alguém capaz de buscar os seus sonhos.

Tive mais contato com a Maria após o seu acidente, quando ela voltou para o sítio e passamos a conviver mais. Na verdade, foi quando conheci verdadeiramente a minha irmã e toda a sua força. Moramos juntas durante dez anos e ela me ajudou a crescer, me ensinou a ser mulher e me aconselhou em tantas outras questões importantes. Visto que minha mãe já era idosa, por várias vezes minha irmã cumpriu esse papel em minha vida.

Maria é uma gigante! A sua força e sabedoria fizeram com que ela visse o acidente de outra forma e pudesse ressurgir em meio a tantas dificuldades. Minha irmã me ensinou a nunca desistir dos meus sonhos e me fez ser uma pessoa melhor.

Madalena Lima

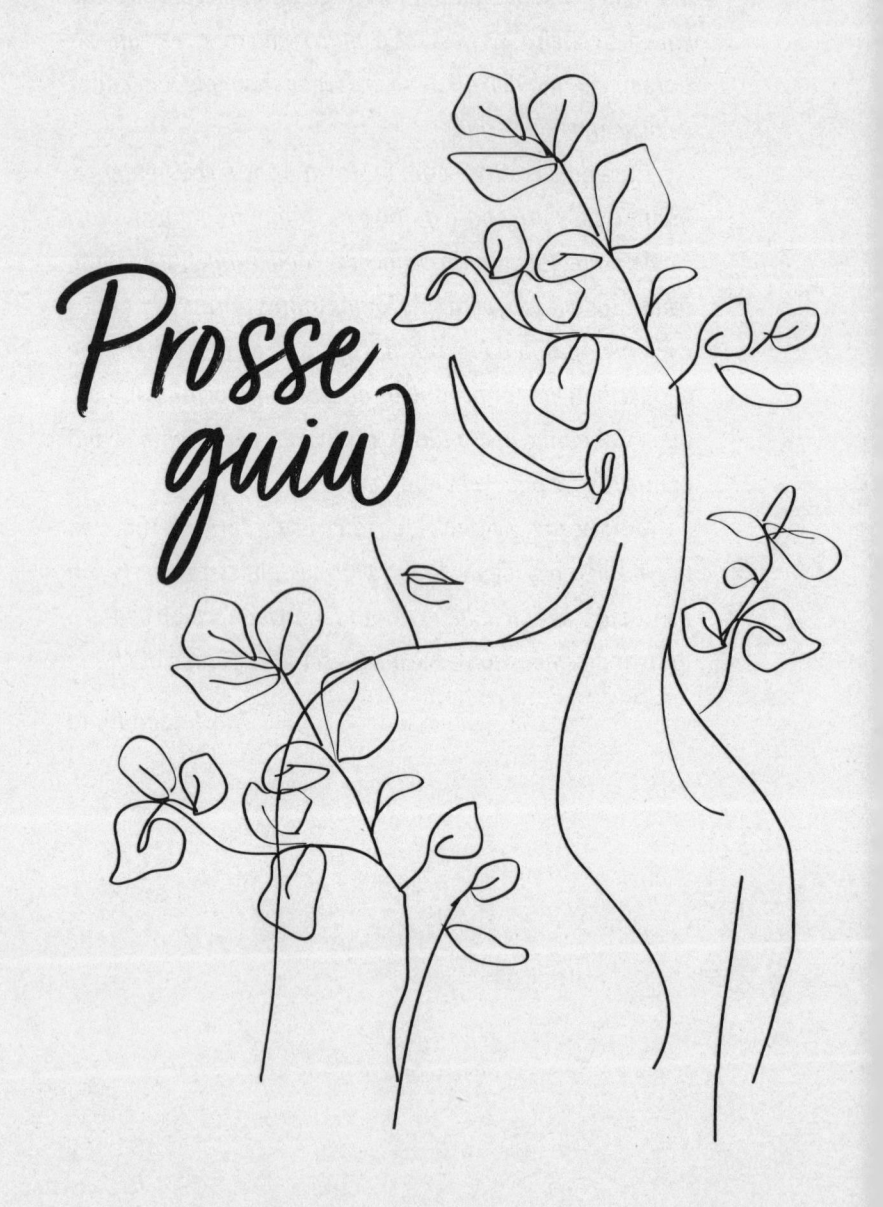

Prosse guiu

capítulo 5

FAÇO EU... O MEU APRENDER NÃO ACABA NUNCA!

Estudar é quebrar as redomas que nos impedem de prosseguir

"Obstáculos e dificuldades fazem parte da vida. E a vida é a arte de superá-los."
Mestre DeRose

Sempre tive muita vontade de estudar e acreditava firmemente que esse era o caminho para vencer na vida. Nunca aceitei viver tantas dificuldades financeiras ou passar por tamanhas privações no dia a dia, mesmo trabalhando tanto. Tive uma vida muito sofrida junto à minha família e me sentia muito frustrada por estar sempre com o orçamento no vermelho e nunca sair do lugar. Todo final de mês, não sobrava dinheiro para nada.

Ao estudar, me imaginava arrumando um bom emprego e alcançando várias outras conquistas. Não aceitava a ignorância! Costumava dizer: "Poxa, vejo tanta gente inteligente e com o dom da palavra. Gostaria de ser assim". Ficava deslumbrada quando conversava com essas pessoas. Uma das minhas vizinhas era muito sábia e eu adorava ouvi-la falar. Ela era uma senhora mais velha e me inspirava muito. Desejava que o meu futuro fosse como o dela, uma professora aposentada que não deixou de estudar ou trabalhar, e continuava muito ativa na sociedade.

Mesmo com todos esses anseios para o futuro, estava no meio de muito sofrimento. Tinha zerado a minha vida duas vezes. A primeira, quando sofri o acidente e tive que recomeçar a viver de novo, e a segunda, quando fiquei viúva e tive que reaprender a viver sozinha. Estava em uma situação de fragilidade e pensava constantemente: "Meu Deus, o que vou fazer da minha vida?".

Para responder a essa pergunta, decidi estudar algo que me ajudasse a entender tudo aquilo que vivi e sofri em vários hospitais. Além da minha própria paraplegia, queria compreender o que meu finado marido tinha passado. Ele adoeceu e uma patologia levou à outra. Queria entender o que tinha acontecido, porque não conseguia aceitar a maneira como ele tinha morrido.

Meu sonho passou a ser, então, cursar medicina.

De repente, mesmo sem condições financeiras, tive a oportunidade de estudar fora do país. Já sabia que seria mais um desafio, mas lá eu conseguiria realizar esse sonho. Como ainda tinha muitas limitações decorrentes da minha deficiência, não tinha coragem de fazer essa aventura sozinha. Precisava encontrar uma companheira que fosse comigo nessa viagem.

Certo dia, encontrei uma amiga e descobri que ela tinha vontade de estudar na Bolívia, mas os pais dela não permitiam. Nós tínhamos feito o terceiro ano juntas e os pais dela confiavam muito em mim. Eles discutiram sobre a ideia, mas seu pai disse que só a apoiaria se fosse para fazer faculdade de direito, pois acreditava que medicina não era sua vocação. Falei para ela: "Sinto muito por você, mas eu vou!". Continuei a procurar alguém e convidei minhas duas irmãs para ir, porém, a resposta de ambas foi a mesma: "É muito perigoso, muito longe, e nem sabemos falar espanhol".

Todos enxergavam apenas as dificuldades, enquanto eu tentava encontrar as soluções.

Após cinco meses, minha antiga patroa e grande amiga Lucineia veio me visitar. Ela e seu marido ficaram hospedados em minha casa durante alguns dias para fazer uma pesquisa de mercado, pois estavam fechando seu comércio para abrir um novo negócio no município onde eu morava. Enquanto conversávamos, ela falou:

— Maria, sabe qual é o meu sonho? Ir para a Bolívia fazer faculdade de medicina.

Aquilo me deixou totalmente surpresa! A mais improvável coincidência bateu justamente na minha porta.

Prontamente a convidei para irmos juntas em busca desse sonho, mas ela duvidou:

— Você não teria coragem de ir. Está tão bem estabilizada aqui e conseguiu uma qualidade de vida muito boa. O que você vai fazer na Bolívia?

— Estudar! Não tenho coragem de ir sozinha, mas irei se você for comigo — respondi.

— Estou tentando começar esse negócio, mas, se nada der certo, nós vamos para a Bolívia.

Ela tentou se organizar de todas as formas para abrir uma empresa de agropecuária, mas houve diversos contratempos. Foi até Porto Velho, uma cidade próxima, mas também não conseguiu nada por lá. Ao chegar no final da tarde, ela simplesmente disse:

— Vamos embora, Maria.

Peguei meu passaporte e resolvi tudo em uma semana. Aluguei minha casa, doei metade da minha mobília e vendi meu carro para a própria Lucineia. Conversei com os meus pais e com as minhas irmãs que tiveram medo de ir: "Estou indo. Se vocês mudarem de ideia, estarei lá esperando por vocês". Minha irmã caçula ainda prometeu que iria no semestre seguinte, quando propus ajudar com os custos da faculdade. Mais tarde, eu terminaria todo o curso antes que ela tomasse coragem.

O marido de Lucineia, Josias, também aderiu à ideia e fomos os três estudar medicina fora do Brasil. Assim começou a nossa aventura. Entramos no carro sem sequer saber o caminho para chegar lá. Naquela época, não tínhamos celular ou GPS. Seguimos na estrada e parávamos nas cidades para pedir orientações. O carro tinha a placa brasileira e era adaptado para a minha paraplegia, o que nos ajudou bastante a evitar problemas durante a rota.

Quando chegamos em Pontes Lacerda, última cidade na fronteira, entregamos a documentação para dar baixa de saída do Brasil e pegamos a estrada para a Bolívia. Ao chegar em São Ignácio, primeira cidade, bem pequena, na Bolívia, precisamos pedir autorização para entrar no país. Nos declaramos como turistas e seguimos por uma estrada de terra batida que parecia nos levar de volta ao passado. Sentia como se estivéssemos entrando em um túnel do tempo e retrocedido trinta anos.

A pista era estreita e cheia de pedras. Quando víamos algumas pessoas na beira da estrada, já ficávamos apreensivos. Tudo era muito estranho! Havia uma ponte queimada e tivemos que fazer um longo desvio. Sentimos muito medo durante a viagem. Em determinado momento, o pneu furou e não fazíamos ideia de quantos quilômetros faltavam até a próxima cidade.

Passamos por muitas adversidades. Talvez, se soubéssemos o quão difícil seria, não tivéssemos realizado essa viagem. Ainda bem que não sabíamos. Nesse caso, a ignorância foi uma bênção.

Apesar dos problemas, foi uma aventura muito boa. A viagem durou dois dias e meio até chegarmos na cidade destino, que se chamava Santa Cruz de La Sierra. Tivemos sorte de não pegar nenhuma chuva por toda aquela estrada de terra.

Ao chegar lá, não tínhamos noção do tamanho da cidade, que era bem maior do que imaginamos, e acabamos nos perdendo.

Antes de sair do Brasil, havíamos ligado para um amigo que já estava em Santa Cruz há três anos estudando medicina. Pedimos que ele fizesse nossa matrícula na faculdade e que nos recebesse quando chegássemos na cidade, para nos guiar até o hotel onde ficaríamos até alugar uma casa. Entretanto, chegamos por volta de 15h e nos deparamos com uma cidade enorme. Não sabíamos para onde ir e apenas seguíamos o fluxo dos carros, sem conseguir mais seguir as orientações para encontrar nosso amigo.

Josias estava dirigindo naquele trânsito caótico até que um sinal ficou vermelho e, de repente, ficamos presos no engarrafamento, bem no meio do cruzamento das vias. Rapidamente os policiais locais nos abordaram. Nosso amigo já tinha nos alertado sobre como lidar com a situação: "Se vocês entrarem na Bolívia em um carro com placa do Brasil, terão muitos problemas! O primeiro policial que aparecer no caminho de vocês tentará receber propina".

Como Josias cometeu aquela infração, os policiais pediram para estacionar o carro mais a frente, pois o levariam apreendido no reboque. Ele tentava conversar com o policial, que falava em espanhol e ninguém conseguia se entender. Depois de discutirem por alguns minutos, minha amiga pegou dez bolivianos, moeda oficial da Bolívia, e deu para o policial. Nosso amigo tinha nos alertado: "Apenas entregue o dinheiro para eles, que vão entender rapidinho". Todavia, era ofensivo oferecer aquela quantia tão pequena — dez bolivianos equivaliam a menos de dois reais naquela época — porém eles viram que o carro era adaptado e que havia uma cadeira de rodas no porta-malas. Logo ele nos liberou e fomos embora. Até hoje, quando vemos dez bolivianos, rimos com a lembrança desse episódio.

Continuamos perambulando pela cidade sem encontrar o endereço. Até que fomos parar no centro de Santa Cruz e a única solução foi estacionar, ir até um telefone público e ligar para que esse amigo fosse nos resgatar. Finalmente, ele nos encontrou e conseguimos chegar ao hotel por volta das 19h.

Eu estava exausta! Apenas tomei banho e fui dormir. Na manhã seguinte, já seria o nosso primeiro dia de aula.

Chegando lá, que "surpresa" ao perceber que não entendia nada do que eles falavam!

Os professores falavam em espanhol, todos os livros também eram no idioma local e logo me senti completamente perdida. Esse amigo que nos recebeu tentava nos tranquilizar: "Calma, daqui a pouco vocês vão começar a entender. Não se preocupem, pois vocês aprenderão rapidinho".

Entretanto, não foi tão rápido assim. Demorou um tempo até entender o que os docentes falavam. A situação era ainda mais difícil porque chegamos alguns dias atrasados. Quando decidimos ir para a Bolívia, as aulas da faculdade já tinham começado. Ao chegar naquele lugar, encontramos uma cultura e um idioma totalmente diferentes. Nós três permanecemos unidos e nos ajudamos bastante para lidar com a comunicação, mas foi um enorme desafio.

O primeiro conteúdo do semestre foi o crânio, na disciplina de Anatomia 1, mas, como perdi as primeiras aulas, precisava correr e estudar muito, porque as provas eram semanais. Para complicar ainda mais a situação, as provas eram orais e a docente deixava bem claro: "Não aceito ninguém falando em português!". A turma era composta quase inteiramente por brasileiros e ela detestava isso.

Ter tantos brasileiros na turma foi bom para a convivência, mas tornou mais difícil aprender o espanhol, porque usávamos o português durante todo o tempo entre os colegas. Quando tinha que falar com os docentes, misturava os dois idiomas em uma espécie de "portunhol". Porém, com algum tempo comecei a me acostumar com a língua. Depois da primeira prova sobre o crânio, consegui colocar os conteúdos em dia e, aos poucos, me adaptei à rotina da faculdade. Aquela professora, que no início pareceu tão intolerante, tornou-se a docente mais querida do primeiro semestre. Nunca me esquecerei dela.

Lucineia e Josias continuaram meus parceiros de aventura.

Descobrimos novas possibilidades e passamos por várias dificuldades. Pude dividir todas as minhas angústias e frustrações com eles, que sempre estiveram ao meu lado. Nós sempre animávamos uns aos outros. Alugamos uma casa e fomos morar todos juntos. Isso nos ajudou bastante na faculdade, porque podíamos estudar em grupo.

Eu sempre gostei de fazer resumos, então gravava as aulas, chegava em casa e transcrevia tudo para entender melhor. Cada um estudava individualmente para depois nos reunirmos à noite na sala de estar para debater. Compramos um quadro enorme para expor as anotações e pudemos aprender muito estudando juntos. Nós disputávamos para saber quem tiraria a nota maior em cada prova, logo, todos se dedicavam muito, porque erámos competitivos e queríamos ganhar. Porém, era o Josias quem vencia na maioria das vezes.

Além da dificuldade natural de cursar uma graduação em medicina, ser uma pessoa com deficiência e estudar em outro país foi um enorme desafio. A acessibilidade na Bolívia era ainda pior que no Brasil.

Naquele lugar, uma pessoa em uma cadeira de rodas era vista como alguém completamente incapaz. As pessoas com deficiência eram excluídas da sociedade e do mercado de trabalho.

Quando cheguei à faculdade, havia apenas uma pessoa que usava cadeira de rodas, mas ela tinha uma certa mobilidade, pois conseguia se levantar da cadeira e andar alguns passos e isso facilitava um pouco seu acesso. Certo dia, ela veio até mim e brincou de maneira bem amigável e simpática:

— Você é muito atrevida! O que está fazendo aqui? Eu sou a única na faculdade!

Foi assim que ela se apresentou. Respondi também em tom jocoso:

— Engano seu. Cheguei para revolucionar!

No meu primeiro dia de aula, fui ao banheiro da faculdade e vi que não tinha acessibilidade. A primeira coisa que pensei foi: "Poxa vida! Já tem uma aluna aqui que é cadeirante e não há sequer um banheiro acessível?". Imediatamente fui falar com o dono da instituição. Diante da minha queixa, ele falou: "Nós nunca tínhamos pensado nisso!". A aluna que conheci nunca reivindicou mudanças porque ela não precisava, visto que ainda tinha uma mínima mobilidade. Logo, comecei a explicar para eles a falta de acessibilidade que existia em toda a faculdade, não apenas no banheiro. Não havia uma rampa sequer em todo o campus e eu questionei tudo.

O dono foi muito solícito, me ouviu atentamente e mudou todas as instalações! Fizeram acessos por toda a faculdade.

Quando estava nas ruas, percebia que os cidadãos bolivianos me viam como um ser de outro planeta. O que estava fazendo ali, me impondo daquela maneira? Quando chegava em uma fila, ia lá na frente e exigia meus direitos de ser atendida com prioridade. Alguém sempre questionava e ficava aborrecido, e era necessário chamar o gerente para pôr ordem no local. Não foi fácil cobrar essa inserção na sociedade, mas eu não abria mão. Queria ser respeitada lá também, assim como era na minha cidade.

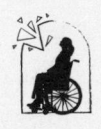

No segundo ano de faculdade, fui escolhida para representar a minha sala e desfilar no dia do médico. Não apenas participei, como venci o concurso de Miss Medicina, ao desbancar várias outras meninas muito bonitas. Receber aquele título, ver a faculdade inteira gritando e me apoiando foi incrivelmente marcante. O evento repercutiu muito na televisão, nos jornais e na internet. Dei várias entrevistas para diferentes veículos.

> ***Todos queriam saber sobre a história de superação da mulher paraplégica que veio de outro país para estudar medicina. Foi gratificante receber esse reconhecimento.***

Nessa época, nós saíamos muito e nos divertíamos bastante, pois vivíamos um bom momento financeiro. Houve uma desvalorização do dólar na Bolívia, então, o real valia muito por lá. Um salário mínimo no Brasil equivalia a quatro vezes mais na moeda boliviana, logo, nossa qualidade de vida melhorou consideravelmente.

Ainda no meu segundo ano de faculdade, estava tão familiarizada com a cidade que já tinha amigos bolivianos e almoçava na casa deles. Eles nos recebiam com muito carinho e respeito. Lembro até hoje desses colegas, que guardo na memória e no coração com muito afeto.

Assim que chegamos na faculdade, conhecemos uma turma muito festeira. Todavia, eu estava muito focada nos estudos. Por mais que recebesse convites, achava que frequentar essas festinhas significava abandonar o descanso para ficar bem no dia seguinte e aprender mais. As aulas eram de segunda a sábado e muitos desses eventos aconteciam na sexta-feira à noite. Era comum ver aqueles colegas mais festeiros dormindo, em cima da mesa, durante a aula do dia seguinte.

Fui em algumas festas no sábado à noite ou no almoço de domingo, mas sentia como se estivesse perdendo tempo, e já havia perdido o suficiente na minha vida até poder estudar.

> ***Em todos os minutos do dia, pensava em me dedicar ao sonho de ser médica. Já estava com 32 anos e não podia desperdiçar essa oportunidade.***

Por outro lado, comecei a me enturmar e a fazer amizade com a comunidade local. Passei a frequentar a igreja e adorava ouvir os louvores em espanhol. Achava muito lindo! Já entendia o idioma perfeitamente, embora não falasse muito bem. Também comecei a treinar na academia de musculação e contratei um fisioterapeuta.

Na minha rotina de exercícios, um dia ficava em casa, trabalhando as minhas pernas na fisioterapia, e no outro ia para academia treinar os membros superiores. Depois de seis meses com esse terapeuta, percebi sua expectativa de que eu desenvolveria certos movimentos, pois não tinha nenhuma paciente paraplégica e lhe faltava experiência. Eu falava: "Mais devagar!". Porém, ele respondia: "Você está indo bem! Está evoluindo". Até que um dia ele me colocou de joelhos. Foi uma sensação maravilhosa de plenitude, era como estar de pé novamente. Repetimos o exercício algumas vezes. Na terceira vez, escutei um estalo! Havia quebrado o meu joelho.

Gritei assustada: "Treinador, meu joelho quebrou!". Ele respondeu: "Não, como isso poderia acontecer?". Não sinto dor na perna, mas senti aquele estalo dentro do meu corpo com muita clareza. Insisti que tinha lesionado meu joelho, mas ele se recusou a acreditar. Como estava no começo da faculdade, ainda não tinha muito conhecimento para entender o que estava acontecendo. Dois dias depois, meu joelho estava muito inchado. Encontrei um docente de anatomia e pedi para que ele me examinasse.

— Meu corpo está refletindo a lesão. Não sinto minhas pernas, mas o resto do corpo pode sentir a dor — falei.

— Você fez um raio X? — ele perguntou.

— Ainda não.

— Você já deveria ter feito esse exame. Vamos fazer agora!

Após fazer o raio X, descobri uma fratura na cabeça da tíbia e o docente me encaminhou para o ortopedista. Imediatamente pensei: "Lá vem problema".

A Rede SARAH tem centros de reabilitação que preparam a pessoa com deficiência para saber se cuidar. Somos muito bem orientados sobre o que fazer e o que não fazer, e sobre todas as situações que podem nos acontecer e quais serão as consequências. Lembro muito bem quando nos alertaram: "Se vocês quebrarem a perna e tiverem o membro engessado, sua perna ficará travada após tirar esse gesso. Então, vocês não podem nem cogitar quebrar a perna!". Quando descobri a fratura, só conseguia pensar naquelas palavras.

"Como ficaria paraplégica e com a perna travada? Como vou andar na cadeira, entrar dentro do carro, ir para a academia? Minha vida estava fluindo e recomeçando pela segunda vez, o que eu ia fazer agora?", pensei.

Esses pensamentos me aterrorizavam. Depois do acidente, pensava que minhas pernas não serviam mais para nada, apenas para me incomodar, e mais uma vez estavam me causando problemas.

Fui para o ortopedista, mostrei o meu raio X e ele logo falou: "Vamos engessar sua perna". A partir daquele momento, tivemos um atrito muito grande; eu estava nervosa e ainda sentia muita dor.

— Doutor, quantos pacientes paraplégicos o senhor já teve? — questionei.

— Nenhum, por quê? — ele respondeu.

— O senhor já engessou a perna de algum paciente paraplégico?

— Também não. Por quê? — começou a responder, impaciente.

— O senhor imagina como minha perna estará quando chegar o dia de tirar o gesso? Não vou deixar o senhor engessar minha perna — disse enfaticamente.

— Tudo bem. Vamos colocar uma tala.

Se tem algo que aprendi durante a vida é que, se a pessoa tem conhecimento, ela tem voz.

O médico colocou a tala e explicou que eu poderia tirá-la à noite para tomar banho sentada e relaxar um pouco a perna para ela não travar. Entretanto, não conseguia entrar no carro para ir à faculdade. Felizmente, eu morava perto, e meu terapeuta arrumou uma cadeira de rodas diferente, na qual poderia apoiar minha perna fraturada e ficar mais confortável. Meus amigos me acompanhavam, a pé, todos os dias, a caminho da aula. Josias era quem empurrava minha cadeira com todo cuidado e carinho. Esse tempo de recuperação durou quarenta dias.

Logo após esse período, a filha da Lucineia, que era um pouco mais nova que meu filho, foi morar conosco. Ela era uma adolescente incrível, e eu acabei ganhando uma verdadeira família.

Quando cheguei à faculdade, as pessoas perguntavam o que havia acontecido comigo. Eu respondia que estava jogando bola e fraturei! Meu bom humor ajudava a superar as adversidades e situações da vida.

No total, passei seis anos lá. Foram anos bem sofridos, mas, ao mesmo tempo, de muita aventura. Pude conhecer outra cultura, outros lugares e costumes diferentes. Foi uma experiência única. O tempo passou e chegou o momento das disciplinas práticas. Aquela foi mais uma época difícil e de muitos desafios. Além dos docentes, agora tinha de lidar com os funcionários do hospital. Precisava respeitar sua hierarquia, mas, mais uma vez, tive que encontrar meu lugar, provar meu valor e exigir respeito.

Certa vez, estava no corredor do hospital esperando o docente e o restante dos alunos chegarem. Dois médicos passaram por mim e um deles, brasileiro, foi bastante preconceituoso. Ele me viu no corredor, em cima da cadeira, dando risada e conversando com meus amigos, foi até mim e falou:

— A supervisora vai chamar a sua atenção.

— Por que ela vai me chamar atenção? — respondi.

— Porque você está brincando com a cadeira de rodas do hospital. — Virou as costas e saiu para atender seus pacientes.

Meu sangue ferveu e logo disse para minha amiga que aquele homem estava muito mal-informado. Minha colega ainda me aconselhou a não me importar com aquilo, mas eu fui atrás dele. Aquele médico nem sequer perguntou o que eu estava fazendo na cadeira de rodas, simplesmente me deu uma bronca e saiu.

Quando consegui encontrá-lo, ele já estava atendendo um paciente na enfermaria. Fui até ele e pedi licença, quando me olhou, se surpreendeu ao perceber que eu continuava na cadeira. Falei: "Para sua informação, essa cadeira é minha. Você foi muito mal-educado comigo e não vou fazer o mesmo com você, por respeito ao paciente que você está atendendo agora. Entretanto, quando quiser saber sobre a minha vida ou o que estou fazendo, me pergunte primeiro". Imediatamente ele me pediu desculpas. Tentei ser breve, mas tive que enfatizar: "Por ser brasileiro, você deveria ser um pouco mais amigável, já que você viu que também sou brasileira. Poderia simplesmente ter conversado comigo, mas preferiu agir com superioridade".

Aquele episódio marcou minha memória e foi importante para conquistar meu respeito naquele hospital.

Outro dia, estava saindo do hospital e um segurança me abordou: "Moça! Moça! Devolva a cadeira de rodas do hospital". Nesse caso, foi até engraçado. Todos riram e eu disse: "Não posso deixar essa cadeira porque ela é minha, e preciso dela para ir embora". Ele entendeu e pediu desculpas. Era um senhor de mais idade e não estava acostumado a ver uma estudante de medicina em uma cadeira de rodas, pois as pessoas com deficiência na Bolívia são comumente tratadas como incapazes.

Depois de terminar as disciplinas práticas, precisava fazer o meu exame de graduação. Aquele dia foi como se tivesse morrido e nascido novamente. Senti uma dor e um desespero tão grandes ao ver que tinha conseguido finalmente realizar aquele sonho! Parece contraditório, mas não sabia como lidar com aquele turbilhão de sentimentos. Não parecia real. Chorava copiosamente, ao lembrar de toda a minha trajetória: o sofrimento que passei na mão de cuidadores, todas as dificuldades financeiras que enfrentei o fato de ter sido tratada como uma inválida.

Ser aprovada naquele exame de graduação foi uma grande conquista, uma vitória extraordinária.

Consegui chegar onde ninguém da minha família ousou sequer tentar. Fui a primeira filha a ter nível superior, mesmo com todas as minhas limitações. O sentimento maior era de gratidão.

Chegou, então, finalmente, o dia da minha formatura, também marcada por adversidades. Naquela época, não tinha condições de levar a minha família para a Bolívia e queria muito que eles estivessem lá. Sendo assim, preferi não participar da festa, mas tirei algumas poucas fotos, que ficaram lindas e são uma ótima recordação.

Como não teria ninguém da família presente, considerei a festa como um gasto desnecessário. No entanto, estava muito feliz em fechar aquele ciclo como uma vencedora.

Anos antes de ir para a Bolívia fazer a faculdade de medicina, quando ainda estava casada, fui ao SARAH mais uma vez para fazer alguns exames e me consultar. Estava de frente para o elevador, já pronta para ir embora, mas ouvi um jovem cantar uma música na enfermaria. Achei tão bonito que resolvi voltar para conhecer esse rapaz. Quando cheguei lá, pude ouvi-lo cantar lindamente. Ele era muito novo, deveria ter uns 16 ou 17 anos. Bati palmas ao final da canção e fui me apresentar, pois não o conhecia, visto que eu estava lá apenas para fazer uma consulta, e ele estava internado em reabilitação.

Ele estava sozinho, pois seu pai o havia deixado no hospital e retornado para casa. Expliquei ao rapaz que os pacientes podiam sair com um acompanhante aos finais de semana. Ele era adorável e muito sociável e rapidamente me afeiçoei ao garoto. Ele me pediu para levá-lo para conhecer Brasília no final de semana seguinte. Logo aceitei e o levei para passear no shopping e em alguns pontos turísticos. Fomos embora, mas ele pegou o número do meu telefone.

Depois de mais de um ano, o garoto me encontrou nas redes sociais, mas foi seu pai que falou comigo. Ele me agradeceu por ter dado aquele apoio ao seu filho, que ficou muito feliz. Após essa conversa, ele passou a me mandar mensagens religiosas eventualmente. Mantivemos esse tipo de contato por bastante tempo.

Passaram-se anos, fiquei viúva e estava na Bolívia estudando.

Certo dia, o pai desse garoto mandou uma mensagem bem diferente das que costumava mandar. Estranhei ter aquela conversa romântica com um homem que estava em outro país. Porém, decidi responder e começamos a conversar. Uma das primeiras frases que ele falou para mim foi: "Vou te dar uma semana para você me chamar de meu amor".

Como ia para a faculdade todos os dias e estudava muito, só conseguia conversar com ele no final da noite. Até que, depois de uma semana, falei para ele de maneira bem descontraída, só para provocá-lo:

— Oi, meu amor!

Ele riu bastante. A partir dali, criamos uma amizade maravilhosa e ele me pediu em namoro, mas fiquei na dúvida.

Lucineia me aconselhou: "Maria, se você não der oportunidade, nunca será feliz e continuará sofrendo para sempre".

Não queria me envolver em um relacionamento assim tão rápido, mas ele foi bastante persistente e falou: "Estou indo para a Bolívia. Quero te conhecer". Até então, só nos conhecíamos por foto, vídeo e videochamadas no telefone. Quando chegou em Santa Cruz, ele ficou com medo de se perder, mas acabou me achando. Nos encontramos e logo começamos a namorar.

Ele é natural de Santa Catarina, mas estava no Paraná nessa época, até que foi parar na Bolívia. Nós seguimos namorando e ele ia me visitar a cada três meses e nas minhas férias. Nos tornamos muito parceiros e isso me ajudou a lidar com as dificuldades da faculdade. Mas nós só ficamos juntos de fato quando voltei para o Brasil.

Acredito que, no fundo, não nasci para viver sozinha.

Fato é que estamos casados há mais de dez anos. Ele é um parceiro muito bom e sempre me apoia em todos os meus projetos e sonhos. Acredito que, sem parceria, é impossível um casamento funcionar. Costumo brincar que ele é como as minhas pernas. Construímos um relacionamento muito equilibrado e temos o amor como a base de tudo.

Com o passar do tempo, descobri que o aprender não acaba nunca. Aprendi a me conhecer, olhar para o futuro e decidir onde queria estar. Quando comecei a faculdade de medicina, imaginava como queria estar dez anos depois. Enxergava o caminho com clareza. Já tinha me questionado muito sobre quais eram meus defeitos, meus limites e minhas dificuldades. Entendia o que tinha que melhorar para progredir, ter sucesso, cuidar da minha saúde, do meu bem-estar físico e mental. Havia sentado na sala da minha intimidade e comecei a olhar para o meu interior. Mas continuo aprendendo, porque ainda tenho muito a realizar. A história não acaba aqui.

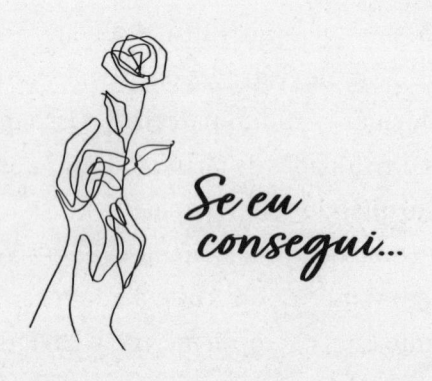

Se eu consegui...

Me lembro bem de uma vez em que estava dentro do centro cirúrgico, auxiliando em uma cesariana. Eu não ficava muito tempo em cima da maca, apenas descrevia na ata o que o cirurgião ia falando, enquanto o auxiliava. Em dado momento, o obstetra falou: "Doutora, pega o fio de sutura para mim, porque aqui acabou". Larguei a caneta e fui até o armário. Ao me aproximar, percebi que não alcançava. Voltei, peguei a caneta, olhei para cima do armário e usei a caneta para dar um pequeno empurrão na caixinha até ela cair. Consegui pegá-la no ar e a entreguei para o cirurgião. O outro médico que estava na sala viu toda a cena e falou:

— Doutora, parabéns! Você superou todas as minhas expectativas.

— Por quê? — questionei.

— Porque você não respondeu que não conseguia pegar o fio de sutura. Você improvisou uma maneira de alcançar a caixa e executou. Não deixou que a sua limitação a impedisse de cumprir aquela tarefa — explicou.

A visão que esse médico teve sobre mim diante de um ato tão simples e corriqueiro no meu dia a dia foi um reconhecimento muito importante. A partir disso, só consigo pensar que: se eu consegui, por que você não conseguiria?

As nossas limitações se tornam muito maiores quando não buscamos soluções e focamos apenas nas dificuldades. Tudo na vida tem um lado positivo e um lado negativo.

Pense consigo mesma: como vou conseguir contornar essa situação? Como vou resolver esse problema? Precisamos nos esforçar para enxergar a saída, e não focar no problema.

A gente não pode parar... de viver o hoje com os olhos no amanhã!

Eu sempre soube que o estudo é o caminho para lidar com toda e qualquer dificuldade. Desde o sofrimento a qualquer limitação, seja física, mental ou financeira. A vida vai passar, e bem depressa.

Além de sofrimento, dificuldades e dores, na vida há também sorrisos e alegrias. As tristezas fazem parte do curso natural da vida, que passa como o fluxo de um rio que não volta mais.

Se a vida passa, o que vamos fazer com o tempo que temos? Como vamos passar por essa vida? É preciso pensar no futuro, porque o tempo que é desperdiçado hoje não pode ser recuperado jamais.

Investir no amanhã por meio do trabalho e do estudo é a melhor forma de cuidar de você mesmo. Como deseja que seja a sua vida daqui a dez anos? Onde e como você quer estar? Comece a escrever sua história agora.

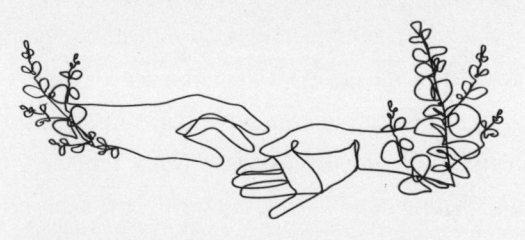

Ninguém se levanta só!

Lucineia é minha antiga patroa e a grande amiga com quem morei e estudei na Bolívia. Ela foi uma pessoa muito importante para mim no período em que fui em busca do meu sonho. Como ninguém se levanta só, eis aqui o depoimento dela:

> Eu me chamo Lucineia Ignacio, sou médica e trabalho em uma unidade básica de saúde em Alvorada, no Estado de Rondônia. Maria entrou na minha vida para fazer a diferença na minha história e mudar totalmente o rumo do meu destino. O amor que sinto por ela é como o de uma filha, uma irmã, uma mãe.
>
> Fui dona de um mercado e Maria trabalhou para mim enquanto ainda andava. Ali mesmo, criamos uma amizade. Maria era muito esforçada no trabalho e me ajudava bastante. Porém, em pouco tempo, ela saiu do emprego, se mudou para outra cidade e nos distanciamos completamente. Quando ela sofreu o acidente, fui visitá-la. Ela estava em depressão e aquilo foi um choque para mim. Infelizmente, não foi possível manter o vínculo que tínhamos antes, devido à distância.
>
> Anos se passaram, Maria se casou novamente, mas ficou viúva. Meu casamento também tinha acabado e eu estava me

divorciando. Quando ela soube da notícia, me convidou para ir à sua casa, mas era em outro município. Eu estava perdida, depois de passar por uma separação muito complicada, e Maria insistia naquele convite. Nosso vínculo já não era mais tão forte e por isso não queria ir, mas acabei aceitando. Quando cheguei na casa dela, encontrei-a novamente em depressão, após a morte do seu marido. Passei um mês com ela, enquanto esperava a decisão judicial do meu divórcio.

Sempre tive vontade de estudar, mas não tinha condições, por conta do trabalho. Estava há trinta anos no comércio e não aguentava mais. Falei para Maria que tinha vontade de ir embora para estudar medicina na Bolívia. Ela adorou a ideia e perguntou se eu a levaria junto comigo, pois também queria estudar. Respondi que sim e fomos embora do Brasil. Antes disso, casei novamente e o meu novo marido também aceitou embarcar nessa aventura.

Foram anos bem difíceis para todos nós, mas especialmente para a Maria. Não existia acessibilidade e ela precisava ser carregada para todo lugar. Josias e ela se tornaram a minha nova família na Bolívia. Mais tarde, meus filhos também foram para lá e pudemos ficar todos juntos durante a faculdade.

Quando voltamos para o Brasil, corremos atrás de emprego e seguimos nossas vidas. Entretanto, conversamos diariamente e nunca mais perdemos o contato. Maria é um membro da minha família. Ela é um exemplo de pessoa vitoriosa.

Lucineia Ignacio

capítulo 6

FAÇO EU...
O QUE DEUS
ESCREVE, EU
NÃO APAGO

Sonhei ontem, realizo hoje e acredito no amanhã

"A persistência é o caminho do êxito."
Charles Chaplin

Retornei da Bolívia para o meu país, meu Estado, minha cidade. Aquela Maria paraplégica, "quebrada", fraca e incapaz já não existia. Voltei como a Maria que lutou, estudou muito, sofreu, se esforçou e conquistou seu sonho.

Agora, a Maria médica estava no controle. Não havia mais lugar para aquela mulher consumida pela depressão que foi resultado de tantas dores. Quem voltou para o Brasil foi uma mulher empoderada e pronta para realizar muito mais.

No entanto, a vida ainda me reservava algumas surpresas e mais uma batalha estava prestes a ser travada.

Passei seis anos na Bolívia e esse retorno foi repleto de expectativas. Achava que seria recebida aqui como uma doutora respeitada e com serviço em mãos. Imaginava que a revalidação do meu diploma seria um processo fácil e comum, mas, assim que cheguei, descobri que a realidade era muito diferente.

No Brasil, os médicos formados em outros países da América Latina sofriam muito preconceito. Outros colegas julgavam e perguntavam: "Ah, quer dizer que você se formou lá?! Então você não é médica no nosso país...". Depois que me dei conta dessa realidade, às vezes até evitava falar da minha formação na Bolívia. Aquela situação me deixava revoltada.

Quer dizer que eu podia salvar vidas e cumprir minha missão em outro lugar, mas teria as minhas mãos atadas na minha própria nação?

Lembro das inúmeras madrugadas que passei no plantão do hospital, além de feriados importantes como Natal e Réveillon, desistindo de compartilhá-los com minha família e amigos para me dedicar à medicina. Também tinha marcado na minha memória os diversos partos que pude assessorar e a vida de vários pacientes que ajudei a salvar na emergência. Porém, não podia fazer mais nada disso, porque meu diploma não tinha validade. Não conseguia aceitar aquela situação: "Não! Isso não pode ser verdade!".

Ao concluir o curso de medicina, o estudante sai da faculdade como clínico geral e tem um conhecimento amplo, mas superficial, de cada especialização. O médico é capaz de diagnosticar patologias de outras áreas, porém o tratamento e outras condutas mais específicas, de fato, ficam a cargo dos especialistas. Por exemplo, o clínico geral não está apto a fazer uma cirurgia sem cursar a residência médica, mas sabe diagnosticar um caso de apendicite e encaminhar o paciente para o cirurgião.

No meu consultório, já atendi vários pacientes com câncer em estágio inicial, que pude diagnosticar mesmo sendo uma médica clínica geral. Em seguida, os encaminhei para que um médico especializado em oncologia desse início ao tratamento adequado.

Diante disso, a prova para revalidar o diploma de medicina no Brasil tem questões voltadas para especialistas, completamente descabidas e desproporcionais ao conhecimento de um médico recém-saído da graduação. "Qual o tratamento adequado para câncer de mama estágio 3?" Assim como essa, havia várias outras perguntas voltadas para oftalmologia, ortopedia, neurologia. Aquela prova me parecia uma clara forma de represália contra estudantes que buscaram sua formação em outros países.

Existiam alguns cursos preparatórios que poderiam ajudar bastante, mas a verdade é que pouquíssimas pessoas conseguiam passar. A avaliação era injusta e desleal, elaborada intencionalmente para gerar reprovação. Era impossível passar? Claro que não!

Tudo é possível para quem tem um sonho, e eu não desistiria diante de mais essa adversidade. Muitos obstáculos já tinham sido superados no meu caminho. Eu não iria parar ali.

Ao chegar ao Brasil, voltei para a minha casa. Estava namorando com um homem muito bom e tínhamos um ótimo relacionamento já há algum tempo. Ele passou a morar comigo seis meses após meu retorno. Minha vida começou a melhorar e me senti tranquila e segura para focar toda minha atenção na carreira. Estudei muito! Precisava passar naquela prova e dar sequência ao meu sonho de ser médica.

Tudo o que vivi foi um choque de realidade enorme. Saí do Brasil como alguém sem nenhuma perspectiva profissional e voltei como uma pessoa carregada de conhecimentos, sonhos e expectativas. Foi maravilhoso voltar para casa! O nosso lar é sempre o melhor lugar do mundo. Ficar esse tempo todo longe foi desgastante e sofrido, anulei algumas áreas da minha vida para estar lá estudando. Voltar para casa significava o resgate de tudo que eu tinha deixado para trás durante seis anos. Entretanto, agora tinha muito mais sabedoria, estava muito mais segura e confiante. Reaprendi a socializar, a cuidar da minha saúde, e queria cuidar das outras pessoas e passar o bem adiante.

Consegui refazer a minha vida mais uma vez e tinha, como missão, ajudar outras histórias a serem, também, reescritas.

Quando surgiu o edital do Mais Médicos, enxerguei a oportunidade de que eu precisava. Mais um desafio se aproximava e eu não ia deixar passar. De acordo com o edital, não tinha nenhuma vaga para deficiente físico. Porém, todos os editais de concursos públicos devem ter vagas legalmente reservadas para pessoas com deficiência. Diante daquela situação, pensei: "Não importa! Vou garantir o meu lugar".

Havia apenas oito vagas na região Norte, onde eu morava. Além dessa pequena quantidade, existia um critério de eliminação por idade e os mais velhos tinham prioridade. Por exemplo, se me inscrevesse para o município que estou locada hoje e houvesse outra pessoa mais velha, ela ficaria com a vaga e eu teria de procurar outro lugar.

Acredito que Deus limpou o caminho e abriu todas as portas para que eu pudesse passar, pois não estava andando, estava em uma cadeira de rodas.

Os médicos formavam grupos para se comunicar entre si, a fim de se organizarem no momento de fazer as inscrições. A ideia era saber quem eram os mais velhos e quais locais gostariam de ficar, para que não houvesse um choque de informações e outros colegas mais novos também pudessem ter oportunidade de entrar.

Esse grupo tinha muitas pessoas, inclusive um administrador que entrou em contato comigo, próximo ao dia das inscrições. Ele perguntou:

— Doutora, você quer se inscrever aonde?

— Para o município de Ji-Paraná, onde eu moro — respondi.

— Nessa cidade já tem outra pessoa que ocupará a vaga — ele explicou.

— Sinto muito, mas entrarei com uma medida judicial. Se essa outra pessoa escolher ir para lá, irá perder a vaga — retruquei.

Diante desse desentendimento, o colega médico que também queria ficar em Ji-Paraná resolveu me telefonar para conversarmos. Ele disse:

— Quantos anos você tem?

— Tenho 40 anos — respondi.

— Me desculpe, mas você vai perder, porque sou mais velho. Tenho 49 anos.

— Irei acionar a justiça para garantir os meus direitos, porque o edital não tem vaga prioritária para pessoas com deficiência — expliquei.

Ele decidiu não insistir e resolveu tentar em outro lugar. A história se espalhou e ninguém mais se inscreveu para esse município, porque só havia uma vaga. Mesmo se não tivesse me inscrito por via judicial, ainda assim teria conseguido entrar no programa.

Ao buscar os meus direitos, para garantir a minha vaga como deficiente, acabei irritando alguns colegas. Por outro lado, não podia ficar inerte diante daquela situação e perder uma oportunidade de trabalho por medo de desagradar outras pessoas.

Após a aprovação, fui chamada para fazer um curso de capacitação e atualização em Brasília, durante quarenta dias, com os outros médicos que atuariam na região. Quando cheguei lá, todos da organização se espantaram ao me ver e logo me encheram de perguntas: "Nossa! Como assim? Você é cadeirante! O que podemos fazer? Como podemos lhe ajudar?". Eles agiram com um cuidado muito grande, como se fosse uma pessoa de outro mundo, e tive que tranquilizá-los: "Calma, pessoal! A única coisa de que preciso é acessibilidade".

Fiquei lisonjeada com toda aquela atenção. Porém, ao mesmo tempo, pude perceber que as pessoas ali claramente não sabiam lidar com deficientes físicos. De toda forma, fiquei feliz com a preocupação, pois demonstrava um forte senso de inclusão social. Eles fizeram questão de descobrir quais seriam as minhas necessidades.

Nunca houve um médico cadeirante no programa e eu era a primeira a participar.

Saber daquilo me deixou muito feliz e orgulhosa, pois acredito que estava ali abrindo portas para que outras pessoas com deficiências tivessem as mesmas oportunidades. Estar naquele programa foi mais uma conquista de algo que ninguém tinha tentado antes. Ser a primeira pessoa foi uma grande realização, embora hoje conheça vários médicos paraplégicos e até tetraplégicos que atuam.

No programa Mais Médicos, me tornei a médica da estratégia da família. Quando cheguei ao município para assumir meu posto, comecei a perceber algo estranho. Perguntei: "Onde estão os meus pacientes deficientes físicos? Com limitação? Paraplégicos?". Não tinha nenhum, mas havia vários cadastrados. A minha equipe tinha reunião uma vez por mês e eu voltava a falar: "Quero esses pacientes aqui!".

A partir do momento que esses pacientes buscam apenas atendimento domiciliar, eles vivem somente dentro de casa e não saem para mais nada. Esse fato automaticamente levantava vários questionamentos na minha cabeça: "Por que esses pacientes estão reclusos? Não conseguem sair por causa da limitação física ou porque têm medo? Será que estão com vergonha? Talvez depressão? O que está acontecendo com esses pacientes, que não vêm até mim?".

Como cursei uma pós-graduação em Saúde e Estratégia da Família, fiz um trabalho de intervenção sobre acessibilidade e saúde para o deficiente físico no SUS. Solicitei que minha equipe começasse uma verdadeira busca por esses pacientes. Convidei todos eles para uma palestra e foi um momento muito especial. Discutimos temas como independência e trabalho. Cerca de cinquenta médicos estavam presentes e o meu trabalho de intervenção era o único relacionado a pessoas com deficiência física.

Foi muito importante mostrar para os outros colegas que as pessoas com deficiência merecem um pouco mais de atenção. A abordagem clínica é fundamental, mas não é apenas isso que eles precisam receber em uma consulta domiciliar. O paciente precisa de uma visita com um olhar mais preciso, para analisar não somente uma patologia, como uma hipertensão arterial ou diabetes, por exemplo. O médico precisa observar o espectro geral para perceber se ele está depressivo, em sofrimento, com alguma restrição familiar, dificuldade financeira, ou algum tipo de necessidade especial. Esse atendimento tem que ser mais completo, a fim de compreender qual a limitação daquela pessoa e qual a sua necessidade mais urgente.

O profissional da saúde tem o poder de resgatar socialmente o paciente.

Certo dia, atendi a uma paciente já idosa que lidava com uma lesão medular há dez anos. Ela estava muito traumatizada e depressiva. Quando entrou no consultório, acompanhada por sua filha, começou a chorar assim que a porta se fechou. Eu a ouvi chorar por um tempo e deixei que aliviasse um pouco seu sofrimento. Quando ela terminou, depois de alguns minutos, falei:

— Posso te entender. Sei qual é o tamanho da sua dor.

E ela me interrompeu e disse:

— Você não sabe, doutora! Só sabe quem está em cima de uma cadeira de rodas.

Ela não sabia que eu era paraplégica. Então, saí de trás da minha mesa e falei:

— Sim, eu sei exatamente o que você está passando!

A paciente olhou para mim assustada e parou de chorar imediatamente. Foi quase como se ela tivesse sido medicada quando me viu. Em seguida, contei minha história para ela de maneira breve: "Entendo bem a luta que tem enfrentado, pois tenho mais tempo de lesão do que você. Já parei de me lamentar, superei, fui para a faculdade, estudei muito e hoje estou aqui te atendendo!". Ao terminar a consulta, encaminhei ela para o atendimento psicológico. Diante de algumas necessidades dela, passei a fazer visitas domiciliares enquanto minha equipe buscava ajudá-la para que não tivesse tanta dificuldade para se locomover.

Depois desse contato inicial, ela já não é mais minha paciente, uma vez que seu tratamento está além da minha área, mas foi muito bom atendê-la. Acredito que fui muito importante para ela, assim como ela foi para mim. Pude perceber o poder que eu tinha por estar sentada naquela cadeira de rodas.

Por meio da minha deficiência, poderia impactar a vida dos meus pacientes.

Ao longo do tempo, obtive um reconhecimento imenso por conta da minha deficiência e isso não tem preço. Comecei a ficar popular! "Dra. Maria da cadeira" foi o sobrenome que eles me deram. Como era médica da estratégia da família, atendia uma determinada área, logo, podia conhecer cada um deles desde o ventre até a idade mais avançada.

Diante disso, um dia, chegou uma moça e pediu para me ver. Ela queria conversar especificamente comigo. Chamei-a no meu consultório e ela falou: "Doutora, preciso muito do seu atendimento, mas não consigo, porque não moro na sua área. Meu pai sofreu um acidente há cinco meses! Gostaria muito que você o visse, porque ele está revoltado e quero que ele lhe conheça". Prontamente aceitei seu pedido e fomos até a recepção para agendar a consulta dele. Também pude conhecer a mãe daquela moça — e esposa do paciente — enquanto autorizava tudo. Aquela família estava bem abalada.

Chegou o dia da consulta. Ele se mostrou resistente no início, mas se comoveu com a minha história e logo nos aproximamos. Foi muito gratificante atendê-lo, porque pude resgatar esse paciente dos medos que tinha. Descobri quais eram as suas limitações e respondi a todas as suas dúvidas. Ele não tinha passado por um centro de reabilitação. Portanto, direcionei-o para a Rede SARAH, no mesmo hospital que fui reabilitada. Expliquei todo o processo e orientei a família.

Foram tantas histórias que vivi e jamais esquecerei! Como a história de uma princesa paraplégica que conheci, com cerca de 6 aninhos, e que me chamava de tia Fatinha.

Já direcionei vários pacientes para fazer reabilitação no SARAH e tive a oportunidade de orientar meus colegas de outras quatro equipes. Sempre que estamos conversando sobre esse assunto, procuro alertá-los: "Quando vocês tiverem algum paciente com lesão medular, orientem a fazer reabilitação!". Quanto mais cedo essa pessoa é reabilitada, mais rapidamente deixa de sofrer e volta ao convívio em sociedade, ao mercado de trabalho e deixa de ser paciente. Enquanto precisar de atenção e cuidados constantes, a família toda estará voltada para essa pessoa. Além disso, outras complicações surgem com o passar do tempo, e a pior delas é a depressão.

Ajudar as pessoas e mudar vidas é o meu verdadeiro salário. O meu pagamento no final do mês é a certeza de que resgatei alguém de uma vida de sofrimento e proporcionei a chance de mudar o rumo da sua história. Percebo uma energia tão boa quando os pacientes saem de lá que me sinto realizada profissionalmente. Sei que não existe trabalho perfeito. Sempre tem aqueles que se aborrecem, reclamam de tudo e não estão dispostos a ouvir, mas isso faz parte do dia a dia. Essas energias negativas eu não carrego comigo, pois não me pertencem.

> **As boas energias estão sempre dentro de mim e me fazem ser a pessoa que sou hoje.**

Ao contrário do que o senso comum acredita, minha rotina é muito agitada, mesmo em uma cadeira de rodas. No meu dia a dia, nem sequer posso me dar o privilégio de acordar às 7h. Costumo atender bem cedo todos os dias. Me levanto às 4h, tomo um suco detox, tomo banho, não dispenso um bom cafezinho e vou para a academia. Volto, faço mais uma refeição bem reforçada, me arrumo e vou trabalhar. Entro às 7h30 no consultório e atendo por volta de quinze pacientes no turno da manhã.

Volto para casa por volta das 11h30 e almoço. Normalmente, em dois dias da semana, dedico o turno da tarde inteiro aos estudos, pois um bom médico nunca pode parar de estudar. Escolho a quarta e a sexta-feira, na maioria das vezes. Em dias normais, retorno ao consultório e atendo mais quinze pacientes. Entre eles, há gestantes, crianças, adultos e idosos. Amo atender especialmente os idosos, porque trazem consigo uma bagagem de conhecimentos. Eles chegam no consultório e se queixam de suas patologias, mas a maioria deles quer mesmo é contar a sua história de vida. Fico muito feliz em ouvir cada um deles e receber a sua sabedoria.

Retorno para casa novamente às 17h30. Descanso um pouco, tomo um banho e começo a estudar. Sigo mergulhada nos livros até às 22h30, antes de ir dormir. Procuro não falhar e tento cumprir minha programação diária sem fugas. Muitas vezes, falo insistentemente para os meus pacientes mais rebeldes: "Tem que regular a alimentação e fazer alguma atividade física!" Cobro bastante de alguns que têm essa necessidade muito urgente. Porém, ouço constantemente: "Doutora, eu não tenho tempo".

Criar uma rotina é fundamental para alcançar êxito em qualquer objetivo na vida e, sempre que recebo essa resposta, não hesito em alertar: "Como assim 'não tem tempo?'. É o tempo que cuida de você ou você que cuida do seu tempo? Se não consegue organizar seu dia é porque está deixando o tempo cuidar de você. Qual a sua prioridade? Está dando atenção a outras atividades e esquecendo de cuidar da sua saúde. A partir do momento que não cuida do seu corpo e da sua mente, em breve não conseguirá fazer mais nada. Toda sua rotina será prejudicada porque ficou doente". A maioria dos pacientes se assusta no início, mas acaba mudando de postura.

> *No Brasil, as pessoas cometem o erro gravíssimo de não cuidar da saúde preventivamente. Buscam ajuda médica apenas quando já estão enfermas.*

Meus pacientes podem ter de 0 a 92 anos, mas os idosos são a maioria no consultório. Ter um perfil de atendimento tão amplo é muito bom, pois posso conhecer todo tipo de pessoa e ouvir as mais diferentes histórias.

Recentemente, recebi uma paciente maravilhosa. Como foi bom atendê-la! Enquanto prescrevia sua receita, ela começou a contar sobre sua vida. Era uma paciente de 83 anos que estava lá sozinha, lúcida e muito ativa. Contou que cuidava da própria casa e tinha muito orgulho dos seus dois filhos, que a tratavam muito bem e agora cuidavam dela como se ela fosse a filha. "Dra., estou aqui sozinha, mas meu filho está preocupado comigo e me visita a toda hora para perguntar o que eu desejo ou estou precisando. Ele se comporta como se fosse o meu pai", explicou ela enquanto gargalhava. Fiquei muito feliz em ouvir aquilo porque os casos de abandono familiar com pais idosos são cada vez mais comuns. Muitas vezes, nós, médicos, temos que acionar a assistência social para lidar com esses pacientes, que ficam sozinhos e abandonados pela família.

No exercício da minha profissão, nunca sofri preconceito como médica dentro do meu consultório. Normalmente, meus pacientes ficam surpresos. Sempre observo o impacto que causo neles quando me veem e descobrem que sou cadeirante. Entretanto, houve um dia que cheguei ao hospital com meu marido — é ele quem me ajuda com o transporte, me leva e depois me busca todos os dias — e subi a rampa da entrada. Nesse momento, havia muitos pacientes na porta e a maioria deles tinha uma idade mais avançada. Meu marido me deixou lá e nos despedimos. Quando passei, um senhor falou: "Nossa, que dó! Uma moça tão bonitinha em uma cadeira de rodas...". Escutei aquilo, mas não parei e apenas segui meu caminho.

Sempre que chego, cumprimento a todos e desejo "bom-dia". A fala daquele senhor me incomodou, mas não o questionei, porque considerei que já era um senhor idoso e não me conhecia. Somente ignorei a situação e nem esperei para ouvir a conclusão do seu pensamento. Todavia, outra paciente que já me conhecia também estava na fila. Aquela senhora me defendeu, meu marido presenciou a cena e pôde me contar depois. Essa outra paciente falou: "Ela é a doutora! Tenha mais respeito!". Sem entender nada, o senhor perguntou: "Como é possível?! Ela está na cadeira de rodas e ainda é doutora?". Ele ficou muito surpreso ao saber que uma mulher com deficiência física era uma médica que atendia ali. Infelizmente, esse idoso não foi atendido por mim, pois gostaria muito de conhecê-lo.

Na realidade que vivo hoje, não sou mais alvo de preconceito tão frequentemente como no início. Acredito que não apenas os pacientes, mas a sociedade me olha com mais respeito e admiração por eu ter chegado onde estou atualmente. Há pouco tempo, iniciei pós-graduação na área de psiquiatria e fui convidada para ministrar palestras sobre saúde mental em um evento realizado em um curso de enfermagem. Foi muito bom ver aqueles alunos discutindo sobre um assunto tão sério e importante como a depressão. Me senti recompensada e valorizada, ao receber todo o carinho e respeito que tiveram comigo. Tanto da direção, que me fez o convite, como dos alunos, funcionários do curso e dos próprios pacientes de um bairro bem afastado, que não têm muito acesso à unidade básica de saúde.

Atualmente, a Maria que sou é uma pessoa com muita sabedoria e equilíbrio. Talvez seja mais fácil escrever sobre quem ela já foi, mas hoje sou uma pessoa que resolveu suas próprias questões, venceu suas próprias batalhas e agora pode se dedicar a ajudar o próximo. Acredito fortemente que podemos gerar oportunidades para nós mesmos a partir do momento que nos dedicamos ao outro. Já fiz o meu resgate, já me conheci, sei o que quero conquistar, o lugar que quero chegar e quais são os meus objetivos. Fiz toda essa leitura do meu eu ao longo de muitas adversidades. Agora posso retribuir às pessoas e à sociedade em geral toda a força que recebi de Deus para superar tantos obstáculos. Quero trabalhar com isso e sou uma profissional que está sempre ligada ao entorno dos meus pacientes. Defendo a visão de enxergar o ser humano como um todo, tanto física, como mental e espiritualmente.

Tudo aquilo que vivemos deve ser levado como um troféu. Precisamos entender que o sofrimento não é um castigo ou uma maldição, como muitas pessoas imaginam. Nunca devemos lamentar os momentos ruins da nossa trajetória, pois o que se foi não volta mais. Prefiro encarar o passado como uma testemunha da minha superação.

Quando olho para trás, penso: "Meu Deus, eu passei por isso tudo? Fui eu mesma que estava em cima daquela cama, chorando, sofrendo, com tanta dor e medo? Era eu?". Aquela Maria às vezes parece que nem existe mais, porém, ao mesmo tempo, ela também faz parte de quem eu sou atualmente. Aprendi a não reclamar de nada, pois tudo que passei me trouxe até aqui e formou a Maria que sou hoje.

Agradeço a força e determinação divina que recebi para conseguir sair daquele ciclo de sofrimento, dor e tortura. Não foi nada fácil e por isso me orgulho bastante da minha jornada. Essa foi a história que Deus me deu. Se foi Ele quem escreveu, eu não apago.

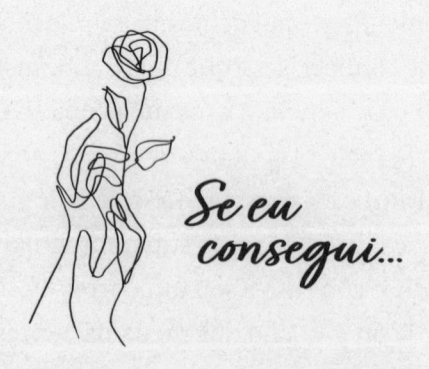

Se eu consegui...

Minha última grande superação foi ingressar no mercado de trabalho. Depois de me aventurar na Bolívia, passar muito tempo longe de casa e estudar muito para concluir minha faculdade, agarrei essa chance. Fiz a minha inscrição, briguei pela minha vaga e não tive medo de ir para Brasília sozinha.

Fiz um curso de capacitação que durou quarenta dias. Foram muitas provas e seminários! Fiz uma prova oral diante de uma banca avaliadora que me fez suar de tanto nervosismo. Lembro do desespero interno que eu e todos os colegas médicos sentimos naquele dia. A prova acontecia com um paciente real na frente de especialistas que iriam nos avaliar. Porém, mantive a calma e procurei mentalizar que era uma profissional e tinha estudado seis anos para aquele momento. Fui bem avaliada e aprovada não só nessa, mas em todas as provas. Tinha certeza da minha capacidade, mas, se tivesse me amedrontado, não teria progredido na minha carreira.

Enquanto escrevo este livro, estou há quatro anos no programa Mais Médicos. Mesmo com todas as minhas limitações, consegui chegar até aqui. Então, por que outras pessoas não podem? Por que não conseguem entrar no mercado de trabalho? Sair desse oceano de tristeza, de medos e expectativas requer muita atitude e personalidade. Por que tantos acabam sendo frustrados pelo medo? Por que não conseguem se superar? Se eu consegui, você também pode.

A gente não pode parar... de estudar!

A gente não pode parar de estudar! Não quero ser repetitiva em meu discurso e nem redundante no meu texto, mas preciso escrever sobre isso mais uma vez. Se você parar de estudar, de se atualizar e se aprimorar, com absoluta certeza vai parar no tempo.

O mundo gira a todo momento e de forma muito rápida. Talvez você tenha agora mais de 30, 40 ou 50 anos, mas se parar para pensar, ontem mesmo tinha 15. A vida passa depressa e não se pode desperdiçar o tempo, que parece escorrer entre os dedos velozmente. Não dá para parar de estudar! Isso não é uma opção!

Somos movidos por nossas ações, mas às vezes estamos desatentos e não percebemos que uma pequena atitude tomada muda nosso contexto e gera um impacto enorme e permanente na nossa vida e na de outras pessoas também. Na correria do dia a dia, perdemos essa percepção. Portanto, não pare! Busque sempre ir além da sua capacidade. Podemos realizar grandes feitos, mas desconhecemos a nossa própria força de vontade e paramos no meio do caminho enquanto poderíamos chegar muito mais longe.

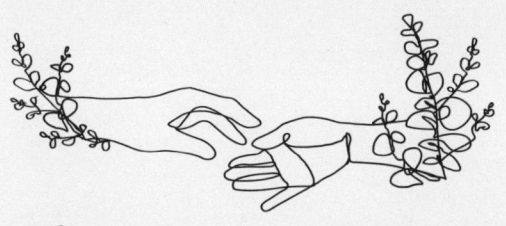

Ninguém se levanta só!

Andréa é uma colega médica e amiga com quem trabalho há alguns anos. Ela é uma pessoa muito importante que faz parte do meu dia a dia e está sempre ao meu lado enquanto realizo esse sonho que é exercer a medicina. Como ninguém se levanta só, eis aqui o depoimento dela:

> Me chamo Andréa Árabe, sou médica formada há 25 anos e trabalho na mesma unidade básica de saúde que a Maria. Eu a conheci há uns três ou quatros anos e logo vi que é uma pessoa bastante guerreira e determinada, embora também seja doce e muito amável. Ela foi alocada no mesmo posto que eu já trabalhava e assim tive o privilégio de conhecer sua intensa história de superação. Todos ficaram impressionados, pois não é nem um pouco comum ver um médico cadeirante.
>
> Nós nos tornamos amigas e nos damos muito bem. Conheço seu marido, sua casa, seus cachorros e nos aproximamos bastante. No dia a dia no hospital, eu e todos os nossos colegas aprendemos a ser pessoas mais empáticas graças a presença da Maria. Por exemplo, o trajeto para chegar à UBS é bem difícil para qualquer um, mas para ela

é muito mais complicado. Se às vezes reclamamos porque está chovendo, a calçada está quebrada, é ruim para estacionar o carro ou porque os banheiros são apertados, vemos ela sempre bem-humorada e sorridente, sem se queixar de nada disso. Mesmo com todos os problemas que sua condição física pode trazer, como doenças renais, ela está aproveitando sua vida, enquanto nós estamos perdendo tempo com frugalidades.

Independentemente da sua deficiência, a Maria é uma pessoa muito especial. Não digo isso porque me sinto emotiva pelo fato de ela ser deficiente física. Tenho certeza de que ela seria alguém incrível mesmo sem a cadeira de rodas. Costumo dizer para nossos colegas que ela é a melhor de nós. Nossa equipe sempre se ajuda bastante e temos muito companheirismo. Se eu tiver algum problema, sei que a Maria cuidará dos meus pacientes e vice-versa. Tomamos café, almoçamos juntas, comemoramos aniversários e temos uma ótima relação.

A capacidade da Maria de se superar é impressionante. Ela consegue melhorar e se recuperar de tudo. Algumas vezes, tivemos de insistir para que ela fosse para casa descansar porque queria trabalhar mesmo doente.

Me sinto muito feliz e grata pela oportunidade de conhecer e trabalhar com alguém assim. O convívio com ela enche nosso ambiente de trabalho de alegria e bondade. É prazeroso ter alguém tão raro na equipe. Espero tê-la do meu lado até me aposentar.

Andréa Árabe

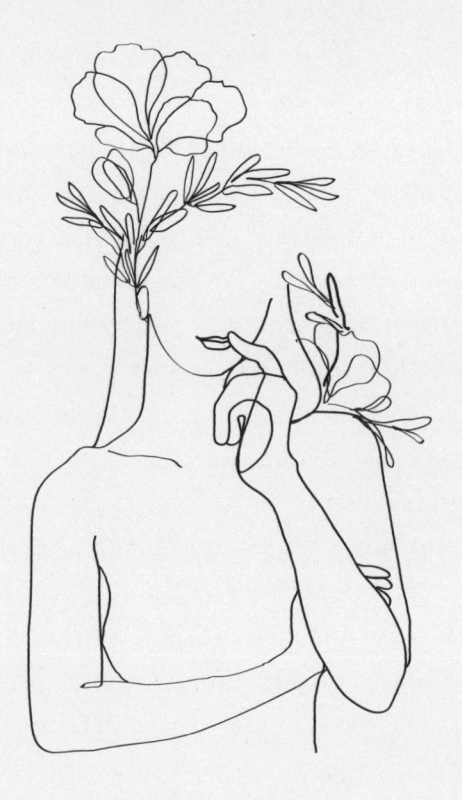

Quem nunca precisou romper uma redoma?

$\mathcal{S}$ou uma profissional que sempre busca ver o paciente como um todo. Na faculdade, meus preceptores falavam: "Examine os pacientes dos pés à cabeça!". Entretanto, ouvia aquilo e pensava: "Só isso? É preciso ir além". Penso dessa forma até hoje e procuro acolher cada paciente que entra no meu consultório. O médico não pode analisar apenas a sua patologia física, mas deve estar atento também à sua saúde mental. Muitas doenças levam à depressão, assim como a própria depressão pode causar alguma outra patologia.

O ser humano é um organismo vivo, com sistemas completamente interligados. Não é possível separá-lo por setores ou departamentos. O conceito de saúde engloba o bem-estar físico, mental e social. Se o indivíduo não estiver pleno em qualquer uma dessas áreas, pode-se dizer que não está saudável. Costumo dizer que a saúde mental é a base de uma boa qualidade de vida.

Há alguns meses, comecei minha pós-graduação em saúde mental, pois o tema sempre me interessou. A área de psiquiatria me pareceu a especialização certa diante de toda a admiração que sinto pelos profissionais de saúde que atuam com os cuidados da mente. Antes mesmo de ser médica, vi uma pessoa em surto e fiquei horrorizada. Essa pessoa tinha crises psicóticas por causa de outra patologia. Seu corpo, por questões fisiológicas, surtava.

Naquela época, eu não entendia o que estava acontecendo. Achava que ela estava ficando louca, visto que não tinha o mínimo de conhecimento relacionado à medicina. Lembro bem do momento em que o psiquiatra conversou com a família e receitou um remédio. Em uma semana, ela voltou à realidade e recuperou sua lucidez, não ouvia mais vozes e nem via vultos. Voltou a ser a mesma pessoa que era antes. Continuou o tratamento da outra patologia, mas sem sucesso. Acabou falecendo, mas teve um fim digno, no qual pudemos nos despedir sem nenhuma crise psicótica que tirasse sua consciência.

Diante disso, fiquei encantada com o trabalho daquele psiquiatra que resgatou a sua mente e a trouxe de volta à realidade, para que tivesse bons últimos dias. Acompanhar esse processo foi muito marcante para mim. Passei a admirar bastante a profissão e pensei: "Quero trabalhar nisso! Quero resgatar as pessoas!". No entanto, não sabia que precisava ser médico clínico geral para depois me especializar em psiquiatra. Demorei para entender isso, mas agora desvendei o caminho e comecei a trilhá-lo para chegar lá.

Quando comecei a estudar medicina, meu objetivo sempre foi a psiquiatria, mas tinha um certo receio nessa escolha porque é uma área muito difícil. Por um tempo, cogitei fazer outros tipos de especialização que fossem mais cômodas e me permitissem trabalhar menos. Todavia, ao me formar, entrar no mercado de trabalho e ter contato diário com os pacientes, sentia a falta do atendimento psicológico. Conseguia diagnosticar as pessoas com uma crise de depressão, de bipolaridade e tantas outras patologias em si e sempre os encaminhava para um acompanhamento psiquiátrico. A minha paixão por cada um desses casos me fez ter certeza e decidi de fato me especializar nessa área. Estou completamente dedicada a essa pós-graduação e vejo muitos desafios e realizações pela frente.

Além da especialização, também tenho outros planos profissionais reservados para o futuro. Quero aprimorar o meu lado palestrante. Sonho em me comunicar com multidões. Assim como um dia fui resgatada, quero trabalhar na missão de resgate do ser humano. Palestrar para motivar e inspirar pessoas é meu alvo maior.

Quero mostrar para a sociedade, através da minha história, que, com alguma ajuda e incentivo, todos podem ser vencedores.

Continuo estudando muito e tenho grandes objetivos. Também busco pela docência. Transmitir conhecimento e formar novos médicos seria uma ótima forma de continuar ajudando o próximo. Quero lecionar na faculdade de medicina da minha cidade e contribuir com a minha comunidade. Fazer um mestrado será meu próximo passo para poder lecionar. Tive docentes maravilhosos e sonho em ser um deles.

Romper a redoma foi romper com uma visão de mundo e de vida que recebi. Por trabalhar muito a parte psicológica dos meus pacientes, sempre falo para eles: "Saia da mesmice, abra a porta, viva a sua vida lá fora!". Falo sobre sair da redoma porque tive que sair de várias delas. Quando estava dependendo de parentes ou de cuidadores para lidar com o meu dia a dia, precisei renunciar à proteção dos outros. Se não tivesse feito isso, até hoje seria uma mulher enferma aos cuidados dessas pessoas. Não seria a Dra. Maria, mas a Fátima, paciente de algum doutor.

Ao sair da minha zona de conforto, pude ir além dos meus limites. Deixar meu país, minha casa e minha família para ir para a Bolívia estudar foi uma grande superação.

Nesse momento, saí da redoma que era o meu lar para me aventurar em um lugar desconhecido. Naquela época, não tinha noção do tamanho da ousadia que me foi necessária para vencer aquele obstáculo.

Foram muitas histórias durante tanto tempo fora do Brasil. Sofri bastante para colher os frutos de hoje. Tentaram me assaltar, fui confundida com mendiga na feira e as pessoas que me viam na rua colocavam moedas na minha mão porque achavam que eu estava pedindo esmola. Enfrentei muito preconceito por estar na cadeira de rodas. Tive que romper essa redoma e mostrar que não era uma pedinte. Precisei lutar para conquistar meu espaço.

Voltei para casa depois de seis longos anos e havia mais uma redoma a ser quebrada para conseguir me inserir no mercado de trabalho. Mais uma vez, tive que provar meu valor e mostrar que merecia ser respeitada — não apenas como mulher com deficiência física, mas como uma profissional da área de saúde. Talvez essa redoma rompida tenha sido a mais importante da minha vida. Sem dúvidas, a mais difícil foi superar o meu acidente e a paraplegia lá no começo, porém a mais importante foi dar o pontapé inicial na minha carreira.

O primeiro paciente que atendi foi difícil, mas a sensação foi muito satisfatória. Quando comecei a trabalhar, passei a ver muitas pessoas enclausuradas em suas redomas. Como tinha rompido todas as minhas, pude mostrar a eles que tudo é possível. Quero trabalhar mais para ampliar meu conhecimento e ajudar os pacientes a serem livres. Espero que eles me vejam como instrumento para auxiliá-los a mudar suas vidas.

Assim como uma borboleta, precisamos sair do casulo para alçar voo, senão terminaremos nossos dias sem ver a luz e morreremos sem finalmente bater as asas e ganhar os céus.

Anos atrás, estava deitada naquele quartinho escuro, fazendo crochê e pensando qual seria meu futuro. Hoje sou médica, casada e uma mulher livre e independente. Essa drástica transformação foi muito difícil, porque a Fátima estava presa a uma cama sem autonomia, sem conhecimento e sem respeito. Até que, um dia, ela se tornou Maria e pensou: "O que estou fazendo da minha vida?". Esse foi o dia no qual tomei uma atitude e busquei um tratamento. "Vou morrer, triste, chorando e me lamentando? Não vou morrer assim!". A partir desse pensamento, dei o primeiro passo para minha reabilitação.

Fui rompendo todas as redomas até chegar na faculdade. Passei por muito sofrimento e precisei de dedicação e perseverança para suportá-lo. Por diversas vezes me sentia na beira do abismo, mas falava para mim mesma: "Não!".

Parecia ser o fim da linha, mas encontrei outro caminho para seguir. Não foi nada fácil e não quero que os meus pacientes pensem que no seu caminho só existirão rosas. Haverá espinhos também! Mas se tiverem coragem, colherão a rosa mais perfumada do jardim. Sem ter a gana de vencer, continuarão no mesmo quarto escuro que eu estava e nunca verão a luz.

A nossa felicidade não depende de ninguém além de nós mesmos. Por essa razão, é preciso se conhecer para ser feliz. A partir do momento que delegamos a nossa felicidade para outra pessoa, é impossível ser feliz. Não dá para cumprir os nossos objetivos e realizar nossos sonhos sem possuir o controle.

Precisamos assumir a direção das nossas próprias vidas. Romper as redomas é um ato de empoderamento e autoconhecimento.

Eu quebrei as minhas, e você?

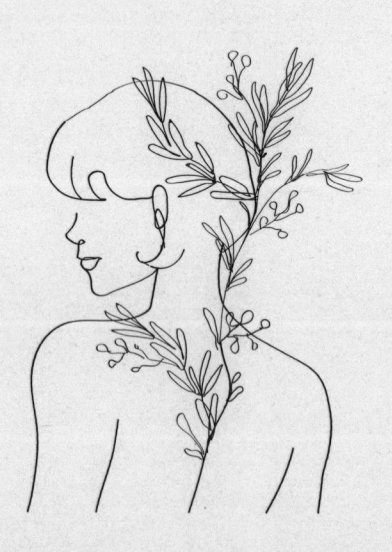

Esta obra foi composta em Mrs Eaves XL Serif Nar OT 12 pt e impressa
em papel Polen Natural 80 g/m² pela gráfica Paym.